Manual de laboratorio para el análisis del semen

Manual analítico y técnico de ayuda al diagnóstico de la esterilidad y subfertilidad de origen masculino y preparación del semen para las técnicas de reproducción asistida

Mª José López García, Aurora Urbano Felices, Marta Cárdenas Povedano

Revisado por: Javier Mª Gutiérrez Romero, Iratxe López Pelayo

1ª edición © 2012 OmniaScience (Omnia Publisher SL)

www.omniascience.com

DOI: http://dx.doi.org/10.3926/oss.5

ISBN versión on-line: 978-84-695-4746-5

ISBN versión impresa: 978-84-940234-8-4

DL: B-26402-2012

Diseño portada y contraportada: OmniaScience

Fotografía portada: © Joshua Resnick - Fotolia.com

Impreso por Createspace

Índice

Índice de tablas

Índice de ilustraciones

Presentación

El problema de la esterilidad e infertilidad en las parejas hoy día está poniendo en riesgo la capacidad de reemplazo generacional en Europa. Según la Organización Mundial de la Salud (OMS), alrededor del 10 al 15% de las parejas en edad de procrear consultan al médico por problemas de esterilidad, habitualmente después de unos dos años de no lograr concebir; de hecho, se calcula que hay alrededor de 60-80 millones de parejas estériles en el mundo. Es por ello que la demanda de evaluación y tratamiento por esterilidad e infertilidad ha aumentado drásticamente. Por otra parte, ante la dificultad de comparar resultados entre distintos laboratorios y los resultados dispares de diferentes estudios, la OMS ha editado en 2010 el 5ª Manual de laboratorio para el examen y procesamiento del semen humano, para unificar criterios y establecer los límites inferiores de referencia de nuestra era.

El objetivo de este manual es actualizar los conocimientos y adiestrar en los procedimientos para evaluar la calidad del semen y capacitarlo, con el fin último de ayudar al diagnóstico de la subfertilidad y esterilidad de origen masculino (casual o provocada por vasectomía) y al tratamiento de la pareja mediante la preparación del semen para las técnicas de reproducción asistida.

Va dirigido al personal en formación y a profesionales del ámbito sanitario, principalmente del laboratorio (técnicos y analistas) pero también a los clínicos prescriptores (urólogos y ginecólogos).

Para la elaboración del manual nuestro grupo de trabajo ha realizado una revisión completa y actualizada del análisis y preparación del semen sobre la que se han desarrollado unos Procedimientos de Laboratorio de forma detallada y esquematizada, de cada uno de los pasos del proceso analítico: recepción de muestras, análisis del semen, capacitación e informe de laboratorio.

Julio 2012

Capítulo 1

Biología del semen

1.1   Anatomía

El aparato reproductor masculino está formado por varios órganos que según su función se podrían clasificar en cuatro grupos:

- o Dos testículos: tienen una doble función, por una parte producen los espermatozoides mediante un proceso llamado espermatogénesis y por otra ejercen una importante regulación endocrina, tanto a nivel reproductor como sobre otros órganos y funciones de nuestro cuerpo.

- o Las vías seminales, que también son dobles hasta su conexión con la próstata: transportan los espermatozoides a lo largo del sistema reproductor.

- o Las glándulas accesorias: aportan una serie de sustancias vitales para la función reproductora porque forman el líquido seminal, y además tienen una función nutritiva o reguladora.

- o El pene: deposita el semen en la vagina.

Ilustraciones recomendadas:

http://www.udel.edu/biology/Wags/histopage/illuspage/imr/malereproductivesystemppt.htm
(Ilustración 20)
http://www.genomasur.com/BCH/BCH_libro/capitulo_17.htm#sistema_masculino
http://www.uaz.edu.mx/histo/TortorAna/ch28/28_01a.jpg

A) Testículos

Los testículos se hallan en la región perineal, tras la base del pene, en el interior de la bolsa escrotal.

El escroto no tiene grasa y sus músculos reaccionan al calor extendiendo o contrayendo la piel.

Las dos gónadas (testículos) no ocupan el mismo nivel, ya que en la mayoría de los hombres el testículo izquierdo baja un poco más que el derecho.

- o Están suspendidos de su extremo inferior por el cordón espermático y están desprovistos de adherencias en la mayor parte de su superficie exterior, por lo que resultan móviles en todos los sentidos, pudiendo contraerse y ascender hacia el anillo inguinal.

- o El escroto y el hecho de que están alojados fuera del abdomen, hacen que se mantenga la temperatura unos dos grados centígrados por debajo de la temperatura corporal. Esto será de vital importancia para el mantenimiento de la espermatogénesis.

El testículo y el epidídimo están envueltos por la túnica albugínea, que es una capa fibrosa de tejido conjuntivo blanco, denso y elástico.

Los conductos o túbulos seminíferos son los conductos productores de los espermatozoides. Se encuentran dentro de los lobulillos testiculares (hay entre 200 y 300 por testículo) formados por los septos testiculares, que parten desde la túnica albugínea y se unen en el mediastinum testis. Cada lobulillo contiene de 1-4 túbulos seminíferos productores de espermatozoides.

Los túbulos seminíferos desembocan a través de los túbulos rectos en las cavidades denominadas rete testis en el mediastinum testis.

En cuanto a la <u>vascularización</u>, los testículos están irrigados por las arterias espermáticas (la arteria deferencial y la arteria funicular). Del drenaje sanguíneo están encargadas las venas espermáticas y cuando se obstruyen producen el varicocele.

A partir de la pubertad, los túbulos seminíferos, desarrollan una pared gruesa y compleja llamada <u>epitelio germinal</u>, compuesta por dos tipos de células:

- o Las células germinales, que proliferan y se diferencian en espermatozoides.
- o Las células de Sertoli, que sostienen a las células germinales e intervienen en su nutrición.

Una lámina basal separa el epitelio seminífero del intersticio gonadal. El intersticio gonadal está formado por tejido conjuntivo, tejido linfático, por capilares sanguíneos y por células de Leydig productoras de testosterona.

Las <u>células de Sertoli</u> se caracterizan por:

- o Se extienden radialmente hacia la luz tubular; su citoplasma emite prolongaciones que rodean las células germinales.
- o Forman la barrera hematotesticular.
- o Protegen las células germinales y las nutren.
- o Proporcionan apoyo mecánico para las células germinales.
- o Eliminan células espermáticas degeneradas.
- o Sintetizan proteínas relacionadas con la función reproductora.

Las <u>células germinales</u> tienen distinto grado de diferenciación dependiendo de la zona del epitelio germinal en donde se localicen:

- o En la zona basal, están las espermatogonias y espermatocitos primarios.
- o En la zona adluminal se diferencian hacia espermatocitos secundarios y espermátides.

La <u>barrera hematotesticular</u>:

- o Está formada por las células de Sertoli a través de complejos de unión.
- o Actúa de barrera entre la luz del tubo y el espacio intersticial. Esta barrera es dinámica, permite la migración de espermatocitos de la zona basal a la adluminal, y es infranqueable por células perteneciente al sistema inmunitario como son los linfocitos.
- o Las espermatogonias y espermatocitos primarios se encuentran en la zona basal, por fuera de la barrera.
- o Los espermatocitos secundarios y espermátides se encuentran en el compartimento adluminal, dentro de la barrera.

- La barrera aísla el espermatozoide, para que no sea reconocido como propio por el sistema inmune.

La termorregulación se consigue mediante los siguientes mecanismos:

- La presencia de receptores de la temperatura en la piel del escroto activan grandes glándulas sudoríparas adrenérgicas.

- Hay una actuación muscular que regula la cercanía de los testículos al cuerpo.

- Por último hay una regulación sanguínea, de forma que la sangre arterial que entra en los testículos se enfría por la sangre venosa que sale de ellos.

Ilustraciones recomendadas:

http://www.udel.edu/biology/Wags/histopage/illuspage/imr/malereproductivesystemppt.htm
(Ilustraciones de la 1 a la 10)
http://www.uaz.edu.mx/histo/TortorAna/ch28/28_02.jpg
http://www.uaz.edu.mx/histo/TortorAna/ch28/28_04.jpg

B) Vías seminales

Las vías seminales están constituidas por: tubos rectos, rete testis, conductos eferentes, epidídimo, conductos deferentes, ampolla deferencial y el conducto eyaculador.

Los extremos terminales de los túbulos seminíferos, revestidos sólo por células de Sertoli, se estrechan y forman los tubos rectos, los cuales unen el túbulo seminífero con la rete testis.

La rete testis es una red de delicados túbulos, situado en el hilio del testículo, mediastino testicular, que lleva los espermatozoides desde los túbulos seminíferos a los vasos eferentes. En la rete testis el líquido seminal se reabsorbe, concentrando los espermatozoides.

Los conductos eferentes unen la rete testis con la cabeza del epidídimo.

La luz de los tubos se reviste de dos tipos celulares:

- Células ciliadas, altas: arrastran el contenido celular en dirección al epidídimo.

- Células no ciliadas, bajas: realizan procesos de endocitosis.

El epidídimo es un conducto altamente contorneado, entre el testículo y vaso deferente. Tiene forma de media luna, y se divide en cabeza, cuerpo y cola.

El epidídimo está tapizado por:

- o Un epitelio pseudoestratificado que produce la absorción de casi el 90% de líquido testicular.
- o Por la musculatura lisa que produce movimientos peristálticos para transportar los espermatozoides.

Aparte de las funciones de transporte y servir de vía, el epidídimo:

- o Produce la maduración de los espermatozoides y la concentración de estos al reabsorber líquido. Esta absorción se produce a nivel de la cabeza del epidídimo.
- o Aumenta la movilidad de los espermatozoides a través de la Proteína de avance de movilidad.
- o Actúa almacenando los espermatozoides (unos 42 días).
- o Destruye los espermatozoides tras larga abstinencia sexual. Por ejemplo en vasectomías.

La vía seminal continúa con los conductos deferentes. Estos últimos transportarán el semen durante el coito desde la cola del epidídimo hasta la ampolla deferencial.

La ampolla deferencial es una dilatación del conducto deferente, que almacena espermatozoides durante el coito. Está situada antes del conducto eyaculador.

El conducto eyaculador:

- o Perfora la próstata a nivel del veru montanum.
- o La última porción desemboca en la uretra.
- o La normalidad es fundamental para una buena eyaculación.

Ilustraciones recomendadas:

http://www.udel.edu/biology/Wags/histopage/illuspage/imr/malereproductivesystemppt.htm
(Ilustraciones de la 22 a la 24)
http://www.uaz.edu.mx/histo/TortorAna/ch28/28_03a.jpg

C) Glándulas accesorias

Las glándulas accesorias se refieren a: las vesículas seminales, la próstata, las glándulas bulbouretrales de Cowper y las glándulas uretrales de Littré. Vierten a las vías seminales el 80% del volumen del eyaculado. Contribuyen de esta forma muy decisivamente a la formación del plasma seminal, cuya función es ser: medio nutritivo, vehículo de transporte y protección del tracto urinario.

Las vesículas seminales están situadas en la base de la próstata y unidas a ella por su extremo inferior. Cada una está asociada al deferente y al conducto eyaculador. El eyaculado que segregan se caracteriza por:

- o Constituye entre el 50-70% del líquido seminal de un eyaculado.

- o Forma parte de la segunda porción del eyaculado.

- o Es un líquido mucoide, viscoso y amarillento, de pH alcalino.

- o Es rico en fructosa y otras sustancias nutritivas. Contiene otras sustancias como prostanglandinas y fibrinógeno.

La próstata está situada en la base de la vejiga, rodeando la primera porción de la uretra. Su parénquima glandular constituye una glándula tubuloalveolar. El líquido prostático nutre y protege al espermatozoide y se caracteriza por:

- o Constituye entre un 15 y un 30% del volumen final de éste.

- o Forma parte de la primera porción del eyaculado.

- o Es un líquido opalescente, de pH 6.5.

- o Es rico en ácido cítrico, fosfatasas ácidas, zinc, manganeso y calcio.

Las glándulas bulbouretrales o glándulas de Cowper: son glándulas del tamaño de un guisante y situadas a ambos lados del bulbo uretral. Vierten de manera gradual a la uretra, ante la estimulación erótica, actuando como lubricante de ésta ante el paso del semen a gran velocidad. El líquido seminal que segregan es:

- o Un líquido claro, viscoso y mucoide.

- o Rico en galactosaminas, galactosa, ácido oxálico y mucoproteínas.

Las glándulas uretrales de Littre están situadas a lo largo de la uretra, vierten un fluido viscoso, que actúa limpiando y lubricando la uretra, favoreciendo el paso de los espermatozoides.

Ilustraciones recomendadas:

http://www.udel.edu/biology/Wags/histopage/illuspage/imr/malereproductivesystemppt.htm
(Ilustraciones 21 y de la 25 a la 28)
http://www.uaz.edu.mx/histo/TortorAna/ch28/28_09.jpg

D) Pene

El pene está formado por tres grandes cilindros de tejido eréctil, rodeados por una vaina elástica. Cada cilindro se rellena de sangre durante la excitación sexual.

- o Los dos cilindros superiores, llamados cuerpos cavernosos, son los responsables de la rigidez e incremento de volumen y longitud durante la erección.

- o El cilindro inferior, llamado cuerpo esponjoso, acaba en el glande. La uretra atraviesa el cuerpo esponjoso. Durante la erección se mantiene más blando que los cuerpos cavernosos.

Ilustraciones recomendadas:

http://www.udel.edu/biology/Wags/histopage/illuspage/imr/malereproductivesystemppt.htm
(Ilustraciones 29 y 30)
http://www.uaz.edu.mx/histo/TortorAna/ch28/28_10.jpg

1.2 Citología

1.2.1. El espermatozoide

El espermatozoide maduro es una célula altamente diferenciada. Está formado por:

- o Cabeza, que contiene el núcleo y aporta la información genética.

- o Pieza intermedia, que contiene las mitocondrias, fuente de energía.

○ Flagelo, que proporciona la movilidad necesaria para el traslado al lugar de fecundación y asegura la adecuada orientación de la cabeza para penetrar las cubiertas del ovocito.

Ilustraciones recomendadas:

http://www.udel.edu/biology/Wags/histopage/illuspage/imr/malereproductivesystemppt.htm
(Ilustración 17)
http://www.genomasur.com/BCH/BCH_libro/capitulo_17.htm#sistema_masculino

A) Cabeza

La cabeza del espermatozoide es de forma oval al observarla frontalmente, y piriforme cuando la observación es lateral, siendo más gruesa en la base y adelgazando hacia la punta. Su tamaño aproximado oscila entre 3,7 y 4,7 micras de longitud y 2,5 a 3,2 micras de anchura, por 1 a 1,5 micras de espesor. La razón longitud/anchura varía entre 1,3 y 1,8. En la cabeza del espermatozoide se sitúan el núcleo y el acrosoma, recubiertos ambos por la membrana plasmática.

El núcleo ocupa la mayor parte de la cabeza. Es una masa de DNA haploide que se fusionará con el núcleo del ovocito en el momento de la fecundación. Su cromatina se ha condensado intensamente a fin de disminuir el volumen de la cabeza, lo que facilita la movilidad del espermatozoide a través de los diferentes fluidos y estructuras que debe atravesar. Además protege al genoma de daños durante el trayecto.

○ El núcleo está delimitado por una membrana doble, la membrana nuclear.

○ A nivel de inserción del flagelo, el núcleo está ligeramente deprimido formando la foseta de implantación.

El acrosoma es una estructura membranosa, situada entre el núcleo y la membrana plasmática, adopta la forma de capuchón. Está envuelto por la membrana acrosómica:

○ La porción adherida a la envoltura nuclear por su parte interna es la membrana acrosómica interna.

○ La membrana plasmática por su parte externa, membrana acrosómica externa.

El acrosoma se forma a partir del aparato de Golgi y contiene una gran concentración de hidratos de carbono y enzimas lisosómicas como la hialuronidasa. Hay también una enzima proteolítica llamada acrosina. El papel de estas enzimas en la fecundación es el facilitar el reconocimiento y penetración del espermatozoide a través de las envolturas del ovocito. Para ello es necesario que se produzcan una serie de cambios en el espermatozoide, conocidos como capacitación, y que culminan en un proceso de modificación del acrosoma en la llamada reacción acrosómica. El líquido seminal impide la capacitación por su acción decapacitante. Es por ello que dicho proceso, indispensable para una correcta fecundación del ovocito, se produce en el tracto genital femenino donde el espermatozoide se libera del líquido seminal.

La membrana plasmática recubre estrechamente el acrosoma y la región postacrosómica. Delimita una escasa cantidad de citoplasma. En la zona donde parece unirse con la membrana nuclear se define una depresión, el anillo posterior. Este anillo parece dividir la cabeza en dos partes.

- o   Hacia delante se encuentra la membrana temporal, que participa activamente en la reacción acrosómica al fusionarse con la membrana acrosómica externa.
- o   Hacia atrás se extiende la zona de membrana estable.

B) Cuello

El cuello es la unión entre la cabeza y el flagelo y es una zona compleja y de gran importancia, que soporta algunas estructuras esenciales:

- o   La pieza conectiva que tiene un denso capitel.
- o   La placa basal, adaptada en su forma a la fosa de implantación.

A partir del capitel se extienden hacia atrás 9 densas columnas segmentadas de 1 a 1,5 micras de largo, que forman una especie de embudo, y se continúan en sus extremos con las nueve fibras externas densas del flagelo.

El centriolo proximal está situado bajo la placa basal y a la entrada de ese embudo, pero formando un ángulo de 70-80 grados con el eje del flagelo. Posee la estructura típica de nueve tríadas tubulares. El par central de microtúbulos del axonema flagelar puede llegar por delante hasta el interior de la pieza de conexión, incluso hasta el centriolo proximal. Generalmente en los espermatozoides maduros falta el centriolo distal, el orientado según el eje del flagelo, pero residuos de sus nueve tripletes pueden estar unidos a la cara interna de las columnas segmentadas.

En la región del cuello, y por fuera de la pieza de conexión pueden encontrarse algunas mitocondrias orientadas longitudinalmente, que a veces emiten prolongaciones que se extienden entre las columnas segmentadas.

C) Flagelo

El flagelo es una larga estructura filiforme de aproximadamente 50 μm de longitud. Está recubierto por una vaina fibrosa en su primera fracción y luego solo por la membrana flagelar.

Posee una constitución interna común a la mayoría de los flagelos del reino animal. En el eje está el axonema formado por dos microtúbulos centrales únicos, rodeados por nueve pares de microtúbulos regularmente distribuidos. Son los microtúbulos A y B. Esta estructura se conoce como axonema 9+2. Cada microtúbulo A posee dos brazos en gancho formados por la proteína dineina, la cual puede hidrolizar las moléculas de ATP, produciendo la energía necesaria para impulsar el espermatozoide. Pero el flagelo de los espermatozoides humanos se diferencia de otros en que el axonema está rodeado por nueve fibras densas externas, lo que lo convierte en un modelo 9+9+2. Se considera que el axonema es el componente motor y que las fibras densas externas son estructuras que dan firmeza al flagelo.

El flagelo se diferencia en tres regiones:

o La pieza intermedia mide de 5 a 7 µm. El axonema está en esta región rodeado por las fibras densas. Se caracteriza por una vaina de mitocondrias orientadas circularmente y dispuestas extremo con extremo para formar una espiral cerrada. Las mitocondrias producen la energía necesaria para el movimiento en forma de ATP.

o La pieza principal mide unas 45 µm de longitud. El axonema conserva el mismo aspecto en todo el trayecto pero las fibras densas se modifican, disminuyendo progresivamente de diámetro y desapareciendo en un orden bien establecido, así por ejemplo las fibras 3 y 8 se incorporan a las columnas longitudinales de la vaina fibrosa.

o La pieza terminal está formada sólo por el axonema, recubierto por la membrana flagelar. Además el axonema pierde su disposición circular para hacerse desordenada.

1.3 Fisiología

1.3.1. La eyaculación

En la fase de excitación sexual los cilindros se llenan de sangre y se produce la erección. El glande, que aumenta su tamaño casi al doble, está provisto de abundantes terminaciones nerviosas sensitivas. El meato urinario se dilata y hay una elevación parcial de los testículos y un engrosamiento de la túnica y piel testicular. Cuando la excitación sexual alcanza la fase de meseta vierten las glándulas de Cowper, los testículos aumentan de tamaño, rotan anteriormente y el escroto se engruesa.

En el momento del orgasmo el esfínter interno de la vejiga se contrae, las vesículas seminales se contraen también, lo mismo que los conductos deferentes, el esfínter eréctil y la glándula prostática. Estas contracciones fuerzan al líquido seminal a fluir a través de la uretra al contraerse también el propio pene. La actividad contráctil está bajo control de las fibras adrenérgicas. La erección depende sin embargo de impulsos parasimpáticos. En el epidídimo sólo la región distal de la cola experimenta una marcada contracción bajo el estímulo de las fibras adrenérgicas de los nervios hipogástricos. Esto evita el paso significativo de espermatozoides inmaduros durante la eyaculación.

En resumen, se distinguen distintas fases del eyaculado:

o El preeyaculado, en la cual vierten las secreciones de las glándulas bulbouretrales y glándulas de Littre. Su función será la de lubricar la uretra como preparación de la eyaculación.

o Primera fracción del eyaculado, donde vierten las secreciones de la próstata que contribuye al eyaculado con un porcentaje entre el 15 y el 30% del volumen final y las procedentes del testículo y epidídimo que aportan entre un 5 y un 10%.

o Por último, la segunda fracción la constituyen las secreciones procedentes de las vesículas seminales que aportan entre un 50 y un 70% del volumen final.

A continuación se detallan los componentes bioquímicos de cada fracción:

a) <u>Marcador de la próstata. (1ª Fracción del eyaculado)</u>

o Citrato: es el anión principal y actúa como quelante de cationes. Existe una estrecha correlación entre las concentraciones de zinc y citrato.

o Zinc: es un catión específico del plasma seminal dotado de poder bactericida. Su papel sería estabilizar la condensación de la cromatina. Es transportado por el citrato y las proteínas.

o Fosfatasa ácida: es una enzima activa en la desfosforilación de los ésteres ortofosfóricos. La isoenzima hallada en el esperma es específica de la próstata.

b) <u>Marcadores del epidídimo (1ª Fracción del eyaculado)</u>

o L-carnitina

o Está en dos formas en el esperma: L-carnitina y acetilcarnitina.

o Desempeña un papel en la adquisición de la movilidad progresiva, es un transportador de ácidos grasos.

o Es el marcador del cuerpo y la cola del epidídimo, pero no es secretada por las células de la cabeza. Existe una pequeña secreción extraepididimaria del orden del 15 al 20%.

o α 1,4 glucosidasa neutra

o Es una hidrolasa que está en dos formas en el esperma: una forma ácida de origen prostático y una neutro epididimaria.

o En el epidídimo desempeñaría un papel en la maduración de los espermatozoides.

o Sólo es segregada en el cuerpo del epidídimo. Existe una débil secreción extraepididimaria, inferior al 10%.

c) <u>Marcador de las vesículas seminales. (2ª Fracción del eyaculado)</u>

La fructosa es el marcador más específico segregado en ellas. Es sintetizada por las células epiteliales a partir de la glucosa sanguínea. Es la fuente de energía de los espermatozoides. Su secreción es andrógeno-dependiente.

1.3.2. Movilidad del espermatozoide

La movilidad es uno de los parámetros más importantes en la evaluación de una muestra de semen. Un espermatozoide inmóvil es incapaz de atravesar el moco cervical femenino y mucho menos las envolturas del ovocito.

El proceso evolutivo en la adquisición de la movilidad de los espermatozoides, es el que sigue:

- Los espermatozoides en el testículo son inmóviles o con poca movilidad, debido probablemente a la inmadurez de la membrana plasmática.

- En la cabeza y porción proximal del cuerpo del epidídimo siguen siendo inmóviles o tienen movimientos vibratorios muy débiles. Algunos tienen un batido flagelar vigoroso, pero sin efecto progresivo.

- En la parte media del cuerpo predomina este movimiento flagelar vigoroso, pero son pocos los espermatozoides con movimiento progresivo.

- La madurez en el movimiento se alcanza en la parte distal del cuerpo del epidídimo, donde los espermatozoides adquieren la capacidad de progresar eficazmente.

El camino que debe recorrer el espermatozoide desde la eyaculación es largo, atravesando el canal cervical y ascendiendo hasta las trompas. Cuando llega al ovocito todavía debe atravesar las diferentes barreras celulares que lo rodean antes del contacto célula-célula. Esto se consigue gracias al flagelo, que dota al espermatozoide de movimiento. En el plasma seminal se mueve a una velocidad que fluctúa entre 10 y 60 micras/segundo. El flagelo produce un movimiento ondulatorio, batiendo aproximadamente 10 veces por segundo. Esta batida se propaga desde la base del flagelo en dirección a la cabeza, lo que lo conduce hacia delante. Pero si analizamos el movimiento podemos apreciar un avance tipo sacacorchos, por lo que la cabeza va girando durante el avance. Esto será fundamental para poder atravesar las diferentes estructuras del ovocito.

La importancia de la proteína dineína se pone de manifiesto en personas que presentan el síndrome de Kartagener. Sus espermatozoides carecen de esta proteína y padecen una esterilidad por ausencia total de movimiento de los espermatozoides. El movimiento del flagelo se produce cuando los brazos de dineína de un par de microtúbulos se deslizan sobre el par contiguo, pareciendo que caminasen. Esto produciría torsiones y angulaciones que al irse propagando por toda la longitud y al resto de tubos explicaría el movimiento ondulatorio. Es lo que se conoce como Hipótesis de deslizamiento de microtúbulos.

1.3.3. Capacitación del espermatozoide

Los espermatozoides de todos los mamíferos placentarios son incapaces de fecundar el ovocito directamente desde el eyaculado, y deben experimentar un proceso en el que se producen cambios moleculares denominados capacitación. Los espermatozoides adquieren la capacidad de fecundar el ovocito después de haber permanecido durante un tiempo en el tracto genital femenino.

Una definición más exacta seria aquella que describe la capacitación como la serie de cambios bioquímicos y fisiológicos requeridos por el espermatozoide para liberar el contenido acrosomal. Dichos cambios son tales como:

- o Pérdida de proteínas o sustitución por otras de menor peso molecular.
- o Transformación de los fosfolípidos, disminución de la relación colesterol/ fosfolípidos.
- o Cambios en la fracción glucídica de las glucoproteinas.
- o Movilidad de lípidos y proteínas.

Actualmente no se conocen todos los sucesos implicados en el complejo proceso de la capacitación. Se diferencian las siguientes etapas:

- o Fluidificación de la membrana celular debido a modificaciones de la estructura lipídica.
- o Flujo de Ca++ hacia la cabeza y flagelo del espermatozoide.
- o Generación de cantidades controladas de especies reactivas de oxígeno.
- o Fosforilación de proteínas en los residuos de serina, treonina y tirosina.

En condiciones *in vivo* los espermatozoides móviles se separan del resto del eyaculado por migración activa a través del moco cervical. La capacitación de los espermatozoides se puede conseguir *in vitro*, si son sometidos durante el tiempo necesario, a unas condiciones de cultivo que faciliten y aporten los cambios y las señales de transducción de forma semejante a las condiciones *in vivo*.

En la capacitación, el espermatozoide adquiere tres características:

- o Reacción acrosómica.
- o Unión a la zona pelucida del ovocito.
- o Hipermovilidad.

Ilustraciones recomendadas:

http://www.genomasur.com/BCH/BCH_libro/capitulo_17.htm#fecundacion

a) Reacción acrosómica

El acrosoma es una organela tipo lisosoma localizada en la región anterior de la cabeza del espermatozoide por debajo de la membrana plasmática, como un casquete sobre el núcleo. El acrosoma contiene muchas enzimas que quedan al descubierto con la reacción acrosómica, que consiste en la liberación del contenido acrosomal imediatamente antes de la fecundación. Esta reacción es de exocitosis, la fusión de una vesícula intracelular de almacenamiento con la superficie interna de la membrana celular, seguida de la liberación del contenido de la vesícula. Esta reacción requiere la entrada de iones calcio, la salida de iones hidrogeno, un aumento del pH y la fusión de la membrana plasmática con la membrana del acrosoma, lo que permite el contacto con las enzimas y favorece la salida de las retenidas por la membrana interna del acrosoma. Para que un componente de la zona pelucida del ovocito provoque la reacción acrosómica es necesario el contacto del espermatozoide con dicha estructura ovocitaria. Se cree que este componente es un receptor de glicoproteinas espermáticas que tendría una doble función: unirse al espermatozoide e inducir la reacción acrosómica.

b)   Unión espermatozoide-óvulo

La capacidad de unión de la membrana plasmática del espermatozoide con la del ovocito se desarrolla durante o tras la reacción acrosómica. El contacto inicial entre espermatozoide y ovocito es un proceso mediado por receptores. La zona pelucida está compuesta por glucoproteinas secretadas por el ovocito llamadas ZP1, ZP2 y ZP3 de las cuales la más abundante es ZP3 y el principal fijador para el espermatozoide. Para que el espermatozoide se una es necesario que reconozca el componente carbohidrato de la molécula fijadora de las glucoproteinas especificas para la especie. Después de la unión, el componente peptídico de la glucoproteina receptora desencadena la reacción acrosómica. Al menos uno de los receptores de la cabeza del espermatozoide es una tirosinquinasa activada por la unión a la glicoproteina ZP3 y que inicia la reacción acrosómica. Esta interacción sigue los principios generales de la unión y actividad hormona-receptor. En el caso del espermatozoide y el ovocito, en el reconocimiento interviene una enzima de la superficie del espermatozoide que queda expuesta en el proceso de capacitación.

c)   Hiperactivación espermática

En cierto momento de la preparación del espermatozoide para la fecundación, este desarrolla un movimiento peculiar, llamado hiperactivo, que se caracteriza por una pequeña velocidad de progresión y un rápido movimiento in situ con un gran desplazamiento lateral de la cabeza. El aumento de la movilidad, debido al estado de hiperactividad, contribuye al último avance hacia el ovocito. Es posible que esta movilidad sea en parte el resultado de una interacción con el epitelio de la trompa, que le aporta mayor velocidad y mejor orientación, y también impide que los espermatozoides se adhieran y queden atrapados en el epitelio de la trompa.

1.3.4.   Espermatogenesis

Se trata de un proceso complejo de maduración y diferenciación celular, mediante el cual las células germinales indiferenciadas se transforman en espermatozoides.

La espermatogénesis se produce en el testículo, a nivel de túbulos seminíferos. Pero el testículo no sólo tiene esa función. En el testículo ocurre la producción de hormonas sexuales (esteroidogénesis), que se produce a nivel de tejido intersticial. Ambos procesos están interrelacionados, con el objetivo de conseguir la correcta producción de espermatozoides.

La espermatogénesis se inicia con la división de las células madre y finaliza con la formación de los espermatozoides maduros. En esta progresión se diferencian tres fases:

a) Fase proliferativa, donde se produce la multiplicación y crecimiento de células madre.
b) Fase de maduración, donde se producen los fenómenos de Meiosis.
c) Fase de diferenciación, donde se produce la espermiogénesis.

a) Fase proliferativa

En la fase proliferativa se produce la continua repoblación de espermatogonias. Las espermatogonias son células diploides situadas en la base del tejido germinal. En el hombre se han descrito tres tipos: a) espermatogonias del tipo A oscuras; b) espermatogonias del tipo A pálidas o claras; y c) espermatogonias del tipo B.

- o Las espermatogonias oscuras son células diploides. Se denominan así por tener la cromatina nuclear fina y oscura. Se consideran las células madre de la espermatogénesis. Son células diploides quiescentes que sólo entran en mitosis cuando se reduce drásticamente la población de espermatogonias. La división produce más espermatogonias oscuras y algunas claras.

- o Las espermatogonias claras son igualmente diploides. La cromatina nuclear es fina y pálida. Se dividen a intervalos regulares y dan lugar a más espermatogonias pálidas o espermatogonias del tipo B. Las primeras se unen por el citoplasma pudiendo derivar a tipo B por maduración.

- o Por último las espermatogonias del tipo B siguen siendo células diploides, la cromatina nuclear es granulosa y oscura y se dividen produciendo más espermatogonias B. Por maduración producen espermatocitos primarios o espermatocitos preleptotene (fase de preparación de la meiosis).

b) Fase de maduración

En la fase de maduración se produce el fenómeno de la Meiosis. Es un proceso de división celular en el cual una célula diploide (2n) experimenta dos divisiones nucleares y citoplasmáticas sucesivas. La primera conocida como Meiosis I y la segunda como Meiosis II, generando al final cuatro células haploides. Previo a la meiosis ocurre un proceso preparatorio similar a la mitosis. Tanto la Meiosis I como la II están a su vez divididas en cuatro fases: Profase, Metafase, Anafase y Telofase.

- o Durante el <u>proceso preparatorio</u> se produce el paso de espermatogonia a espermatocito primario. Como consecuencia se produce un aumento de tamaño de la célula debido a la fabricación acelerada de orgánulos, proteínas y otras materias celulares. Pero lo más importante es que el material genético se replica. Como consecuencia, los cromosomas, que hasta el momento tenían una sóla cromátida, eran 2n de dotación genética, ahora tiene dos, lo que podríamos llamar 2nx2.

o Tras el proceso preparatorio se produce la primera meiosis, <u>Meiosis I también llamada reduccional</u>. Como consecuencia un espermatocito primario da lugar a dos espermatocitos secundarios. Con la Meiosis I pasamos de una célula con dotación genética 2nx2, o sea con 46 cromosomas con dos cromátidas por cromosoma a una con dotación nx2, células haploides en cuanto al n.º de cromosomas, pero su contenido de DNA es diploide ya que tienen dos cromátidas (nx2). La Meiosis I se divide en cuatro fases: profase, metafase, anafase y telofase. La profase se divide a su vez en cinco: leptotene, zigotene, paquitene, diplotene y diacinesis. Durante la profase se produce el fenómeno de apareamiento de cromosomas homólogos (sinapsis) y el intercambio de material genético entre ellos (crossing over). Este fenómeno es muy importante al aumentar la diversidad genética.

o Tras la Meiosis I o Meiosis reduccional se continúa con <u>la Meiosis II o Meiosis ecuacional</u>. Como resultado final un espermatocito secundario da lugar a dos espermátides. La dotación genética pasa de nx2 del espermatocito a una dotación haploide (23 cromosomas) y además cada cromosoma tiene ya solamente una cromátida. La meiosis II es un proceso similar a una mitosis, con cuatro fases: profase, metafase, anafase y telofase.

c) Fase de diferenciación

El proceso de transformación sin división celular es conocido como **espermiogénesis**, en la que las espermátides se transforman en espermatozoides. Durante la espermiogénesis se producen una serie de cambios: desarrollo del acrosoma, desarrollo del flagelo, reorganización del núcleo y reorganización del citoplasma.

o Desarrollo del acrosoma. El aparato de Golgi, del cual deriva el acrosoma, forma vesículas proacrosómicas que se unen y desplazan junto al núcleo hacia el extremo apical de la cabeza.

o El desarrollo del flagelo se inicia cuando los centriolos emigran hacia la periferia. Del centriolo distal se origina el axonema. Conforme se alarga, los centriolos se invaginan y las mitocondrias se disponen helicoidalmente alrededor del flagelo, formando la pieza intermedia.

o En cuanto a la reorganización del núcleo, este se vuelve elíptico, adopta posición excéntrica, se produce la condensación de la cromatina y la sustitución de histonas por protaminas.

o En la reorganización del citoplasma, éste es reducido en su mayor parte, bien porque es fagocitado por las células de Sertoli o bien porque es liberado en el interior de los túbulos. Puede permanecer unido al espermatozoide durante un tiempo.

La barrera hematotesticular está formada por las células de Sertoli, que se extienden desde la membrana basal hasta la luz de los túbulos seminíferos. Estas células conectan entre ellas mediante fuertes complejos de unión, formando un anillo sin solución de continuidad dentro de cada túbulo seminífero. Estos complejos de unión aparecen durante la pubertad, coincidiendo con el comienzo de la espermatogénesis. Durante la espermatogénesis las células germinales se van desplazando desde el compartimento basal hasta el adluminal. Esto es posible gracias al carácter dinámico de la barrera, con aparición y desaparición de los complejos de unión. De esta manera se crea un ambiente único para el desarrollo de la meiosis y espermatogénesis. Por otra parte las células de Sertoli retienen parte del citoplasma de las espermátides que salen a la luz tubular, formando los cuerpos residuales, que son fagocitados posteriormente.

En la cinética de la espermatogénesis hay que destacar varios aspectos peculiares.

- o La espermatogénesis es un proceso que dura 72 días. Cuando se estudia una sección determinada de un título se encuentra que no contiene todos los tipos de células germinales, sino sólo algunos, que forman asociaciones.

- o Hay 6 tipos de asociaciones diferentes, conocidas como Estadíos. Los estadíos se van sucediendo. Una sección del túbulo irá pasando por los diferentes estadíos, del I al VI. Cada estadío dura 16 días, por lo que la duración total de la espermatogénesis será de 4,5 estadíos.

- o En el tubo seminífero cada ciclo de la espermatogénesis se desarrolla siguiendo una distribución helicoidal. Empieza con las espermatogonias desde la membrana basal hasta acabar con los espermatozoides formados en el interior del tubo.

Además en una sección determinada no sólo encontramos un estadío, sino varios, que se superponen. Esto se debe a que en el testículo se desarrollan en el tiempo, tres ciclos a la vez.

Ilustraciones recomendadas:

http://www.udel.edu/biology/Wags/histopage/illuspage/imr/malereproductivesystemppt.
htm (Ilustraciones de la 11 a la 16)
http://www.uaz.edu.mx/histo/TortorAna/ch28/28_05.jpg
http://www.uaz.edu.mx/histo/TortorAna/ch28/28_04b.jpg

1.3.5. *Regulación de la función gonadal testicular*

La regulación hormonal de los testículos va a seguir un esquema común a toda la endocrinología, actuando una serie de hormonas secuencialmente tanto en el estímulo como en la regulación negativa.

El núcleo arcuato del hipotálamo secreta **GnRh**, hormona liberadora de gonadotropinas. La GnRh es un decapéptido que alcanza la Adenohipófisis a través del sistema portal hipofisario y actúa liberando gonodotropinas, LH y FSH. La liberación de GnRh es pulsátil y se realiza mediante impulsos precedentes del Sistema Nervioso Central. La frecuencia y amplitud de estos impulsos marca también la secreción de gonadotropinas. Según la frecuencia se libera preferentemente LH o FSH.

La LH se fija a receptores específicos de las células de Leydig, activando la adenil ciclasa y esta a su vez el AMP cíclico intracelular, que favorece el transporte de colesterol a las mitocondrias y estimula su conversión en pregnenolona, el primer paso en la síntesis de Testosterona. Parte de la testosterona va a pasar a sangre y parte a los túbulos seminíferos donde actúa sobre el epitelio germinal y células de Sertoli.

- o La testosterona actúa en la diferenciación de los caracteres sexuales masculinos y su mantenimiento en el adulto, además de en el inicio y mantenimiento de la espermatogénesis. Por otra parte, realiza un feedback negativo sobre el hipotálamo y adenohipófisis.

La FSH actúa sobre las células de Sertoli, uniéndose a receptores específicos y siguiendo la vía AC-AMPc. Las células de Sertoli producen: proteínas transportadoras, proteasas y antiproteasas, otras proteínas y factores de crecimiento, entre ellos la inhibina. Las células de Sertoli inducen la proliferación y división celular en periodos prenatal y neonatal. Aumentan el metabolismo lipídico y energético, incorporando glucosa y produciendo lactato y piruvato para las células germinales. Promueven la síntesis y secreción de numerosos productos.

- o Entre las proteínas transportadoras encontramos:
  - o ABP, proteínas transportadoras de andrógenos. Es secretada en su mayor parte a los túbulos seminíferos y transporta testosterona en la propia célula de Sertoli, en el interior de los túbulos y de los túbulos al epidídimo. Sólo el 20% pasa a la sangre.
  - o Transferrina, que transporta el hierro a las células germinales, necesario para su desarrollo y diferenciación.
  - o Ceruloplasmina, que transporta Cobre.
  - o SPARC, necesaria para el transporte de Calcio.
  - o Proteína transportadora de Retinol, que transporta Vitamina A.
  - o Proteína transportadora del factor de crecimiento insulínico.
- o Las proteasas y antiproteasas actúan en la remodelación del epitelio germinal, favoreciendo la migración de células germinales al compartimento adluminal o la liberación de espermátides durante la espermiogénesis. Entre ellas encontramos:
  - o Activador de plasminógeno.
  - o Catepsina L.
  - o Metalproteasas.
  - o Alfa2 macroglobulina.
- o Las células de Sertoli producen también otras proteínas.

- La Clusterina que actúa en interacciones celulares, en la apoptosis, en la protección de células germinales frente al complemento e inmunoglobulinas, y en la protección de las células de Sertoli.

- Otra proteína es la Testibumina, una proteína homóloga a la albúmina que se encuentra en el compartimento adluminal.

- <u>Los factores de crecimiento</u> actúan sobre las células de Sertoli, células de Leydig, células mioides peritubulares y células germinales. Intervienen en el crecimiento, función y diferenciación celulares. Entre ellos encontramos:

  - El Factor de crecimiento fibroblástico.

  - El Factor transformador de crecimiento.

  - La Sustancia inhibidora Mulleriana.

  - El Factor de crecimiento nervioso beta.

  - Los factores de crecimiento plaquetarios.

  - El factor de crecimiento secretado por células de Sertoli.

  - Las Citocinas.

  - La Activina.

  - Y la Inhibina que merece especial atención. Se trata de un péptido no esteroideo. La mayor parte pasa a túbulos, se reabsorbe en Rete Testi y pasa a sangre. Actúa frenando la secreción de FSH por la hipófisis y la hormona liberadora de gonadotropinas en el Hipotálamo. A nivel local restringe la acción de la FSH en el testículo.

Haciendo un compendio de la regulación hormonal:

- La FSH, LH y Testosterona son necesarias para el desarrollo de la espermatogénesis a partir de la pubertad. Así mientras en ausencia de Testosterona las células germinales degeneran, pero sólo en algunos estadíos, en ausencia de FSH la espermatogénesis continúa por acción de la Testosterona.

- Por otra parte, tanto Testosterona como inhibina actúan como feedback negativo, actuando sobre el hipotálamo y adenohipófisis y regulando de esta forma la producción de FSH y LH.

- Existe además una regulación local de tal forma que la esteroidogénesis y la espermatogénesis testicular están controladas por multitud de potentes mecanismos locales. El mejor documentado es la acción reguladora autocrina de la Testosterona que tradicionalmente fue considerado sólo por su acción puramente endocrina:

  - La Testosterona intratesticular actúa localmente sobre la espermatogénesis. De hecho es la testosterona la que regula realmente la espermatogénesis. Para ello se requieren concentraciones 200 veces superiores a las sanguíneas.

  - Las células germinales no poseen receptores androgénicos, pero sí están presentes en las células de Sertoli, células de Leydig, arteriolas y células mioides peritubulares. Por tanto, la testosterona ejerce su función sobre células germinales indirectamente actuando sobre células de Sertoli, células peritubulares o a través de receptores de la proteína transportadora de andrógenos.

Ilustraciones recomendadas:

http://www.uaz.edu.mx/histo/TortorAna/ch28/28_07.jpg

1.4   Patología

1.4.1.   *Esterilidad de la pareja*

Según el 5º manual de OMS, la esterilidad no debe tratarse como un problema individual, sino que es un problema de pareja.

- o   Se entiende por esteril la pareja que tras 12 meses de relaciones sexuales sin métodos anticonceptivos, no queda gestante.
- o   Infértil es aquella pareja que presenta incapacidad para llevar a término las gestaciones. Se embarazan, pero abortan.

Hoy día la situación más frecuente entre las parejas que acuden a la consulta es de «subfertilidad», y se entiende como una probabilidad disminuida de conseguir un hijo vivo. Cuando se estudian las causas se pueden encuadrar en cuatro tipos: factor femenino, factor masculino, factor mixto y la esterilidad de causa desconocida. El factor masculino oscila en estos años en unas cifras en torno al 35%.

En consecuencia, la exploración de la pareja y la búsqueda de las causas de subfertilidad masculina son imperativas. Es imposible concebir el abordaje de la pareja estéril sin este estudio, lo que ocurría hasta muy recientemente. El estudio del espermiograma permite orientar hacia una subfertilidad de origen masculino. Muchos otros exámenes como las concentraciones hormonales, la bioquímica seminal, el cariotipo sanguíneo, las pruebas de interacción moco-esperma (prueba de Hühner, prueba de penetración cruzada in vitro), la leucospermia o incluso exámenes aún más especializados, como el examen por microscopia electrónica de los espermatozoides, la prueba hámster, el estudio del movimiento, confirman eventualmente un etiología sospechosa en el espermiograma.

Cualquiera que fuere su grado de especialización, la buena ejecución de todos estos exámenes será esencial para lograr una actuación terapéutica adaptada y eficaz.

En efecto, las técnicas de asistencia médica a la procreación (IIC: inseminaciones intracervicales, IIU: inseminaciones intrauterinas, FIV: fecundación in vitro, ICSI: Inyección intracitoplasmática de espermatozoides) permiten ahora ampliar los límites de la terapéutica.

A) Azoospermia

Es la ausencia de espermatozoides en 2 espermiogramas practicados con 2 meses de intervalo, según las recomendaciones de la OMS.

Las azoospermias pueden tener un origen:

- o   Secretor, no obstructivo. No hay espermatozoides por falta de funcionalidad de la espermatogénesis, o sea, porque no hay fabricación de espermatozoides.

- o   Excretor, obstructivo. con función secretora conservada. Hay producción de espermatozoides, pero existe una imposibilidad de salida debido a una obstrucción bilateral en las vías seminales. Las azoospermias excretoras pueden ser congénitas o adquiridas.

La importancia de un diagnóstico correcto es fundamental para poder abordar el tratamiento exclusivamente en el hombre (hormonal, quirúrgico…) o en la pareja (biopsia testicular para ICSI).

Estrategia de la exploración de la esterilidad masculina

Los trastornos de la espermatogénesis son de origen genético o ligado a factores extrínsecos:

- o   Las causas genéticas se manifiestan, bien de modo evidente en caso de anomalías cromosómicas por ejemplo, o bien en el estudio de subfertilidad de la pareja o en la fecundación. Los pacientes afectados producen pocos o ningún espermatozoide o espermatozoides en número normal pero no fecundadores.

- o   Los factores extrínsecos afectan a la espermatogénesis durante la vida pre y pospubescente, resultando en una producción reducida de espermatozoides y en infertilidad.

Globalmente, la estrategia de exploración de la infertilidad masculina tiene 4 pasos: un cuestionario, un examen clínico, los exámenes diagnósticos de primera intención y los exámenes de segunda intención.

1. Cuestionario

El cuestionario permite la investigación de los factores de riesgo de la infertilidad. Tiene que ser tan completo como sea posible, ya que, excepto causas específicas, no olvidar que una patología genual puede repercutir en la espermatogénesis. Hay que considerar:

- o   la duración de la infertilidad de la pareja

- o   los antecedentes de embarazo o hijos con la pareja actual o con otras parejas

- o la profesión y la exposición a diferentes tóxicos (disolventes, insecticidas, etc.)

- o las medicaciones actuales o pasadas

- o los antecedentes quirúrgicos, sobre todo los de la esfera urogenital

- o los antecedentes de infecciones genitourinarias

- o los antecedentes de infecciones de la esfera ORL o pulmonar

- o los antecedentes de traumas testiculares

- o las costumbres (sauna, prendas íntimas, cigarrillo, alcohol, frecuencia de las relaciones sexuales...)

- o los antecedentes de enfermedades infantiles (parotiditis...)

- o los antecedentes familiares (sufertilidad, patologías genéticas...)

- o los antecedentes de patologías graves

- o la presencia de una patología crónica (diabetes, HTA...)

- o la presencia de enfermedad genética

- o cualquier otro síntoma como cefaleas...

2. Examen clínico

En la biología de la reproducción, el examen de las bolsas testiculares es esencial en el estudio de las azoospermias. A menudo, permite orientar hacia una azoospermia secretoria o una azoospermia excretoria. Cuanto más pequeño es el volumen testicular, más sugestivo es el origen secretorio de la azoospermia. Igualmente ocurre cuando los testículos son blandos. En cambio, la ausencia de los conductos deferentes orienta hacia una azoospermia excretoria por agenesia de los conductos deferentes. El examen puede poner de manifiesto quistes testiculares o del epidídimo. El examen investiga la presencia de un eventual varicocele. Ante la menor duda o la menor anomalía, es importante orientar al paciente hacia un urólogo.

3. Pruebas analítico-clínicas de primera intención:

Espermiograma y cultivo de semen.

El espermiograma es la primera etapa diagnóstica de la exploración de la fertilidad masculina. Sólo este examen permite orientar hacia una participación masculina en la subfertilidad de pareja o confirmarla. También es el punto de partida de un proceso etiológico.

4. Pruebas analítico-clínicas de segunda intención

- o Exámenes de exploración de los caracteres funcionales de los espermatozoides.

  - o Marcadores Prueba de interacción moco cervical-esperma.

  - o Análisis del movimiento de los espermatozoides asistido por ordenador (C.A.S.A.)

- o Estudio de la reacción acrosómica.

- o Prueba de interacción del espermatozoide con la membrana del ovocito, etc.

- o Bioquímicos

    - o Estudios complementarios en sangre: Cariotipo y anomalías; hormonas.

    - o Bioquímica seminal.

B) Vasectomía y vasovasostomía

La vasectomía está considerada como uno de los métodos más efectivos y populares de control de la natalidad. Esta técnica es de elección, sobre todo para parejas estables que ya tienen hijos y no desean tener más. La incorporación de nuevas técnicas quirúrgicas que han sustituido la mera ligadura y sutura del conducto deferente, ha aumentado la eficiencia de la vasectomía, que se considera el mejor método anticonceptivo. La evidencia científica actual considera el análisis de semen como la mejor metodología de valoración de la efectividad de la técnica quirúrgica, ya que hay que considerar que existe un riesgo bajo, pero no nulo, de complicaciones o de que se recanalice el conducto seccionado.

La vasectomía es una operación simple que tiene una duración media de 30 minutos y que se realiza en el ámbito ambulatorio, con la utilización de anestesia local. Tiene como fundamento la oclusión quirúrgica de los conductos deferentes. Inmediatamente después de la vasectomía, todas las eyaculaciones pueden contener en teoría espermatozoides potencialmente fértiles, por lo que se debe aconsejar continuar con otros métodos anticonceptivos hasta que se demuestre la eficacia de la intervención. La experiencia del cirujano, junto con el número de vasectomías/año que realice, ha demostrado ser el factor más importante en el éxito de la operación y la posible aparición de complicaciones.

La recanalización espontánea puede ser precoz (antes de los 4 meses) o tardía. La recanalización precoz presenta una incidencia entre 0,36-0,75% según los diferentes estudios y una posterior paternidad de 0-0,08% y la tardía presenta una incidencia aun menor del 0,1%. Todo paciente que vaya a ser sometido a una vasectomía debe ser informado por el clínico de estos datos.

Debe existir un equilibrio entre la realización del análisis de los controles que demuestren la eficacia de la técnica y el tiempo de espera para realizar el primer control, ya que si éste se realiza demasiado pronto, se puede tener un elevado número de falsos positivos (varones con la vasectomía bien realizada que presentan espermatozoides móviles en el eyaculado). Los espermatozoides residuales pierden capacidad de fecundación entre los 3-8 días después de la intervención y se encuentran inmóviles transcurridos 15 días. El 97% de los pacientes presentan una azooospermia a los 4 meses de la intervención, el 3% restante puede presentar espermatozoides residuales hasta 12 meses después, asociado probablemente a un mayor reservorio del tracto urogenital; aunque numerosos estudios aseguran que en estos pacientes esto no implica un mayor riesgo de gestación que la azoospermia. Se estima que existe un 16% de pacientes operados que no realizan ningún tipo de control tras la vasectomía.

La vasovasostomía es una intervención que recanaliza el conducto deferente y que requiere microcirugía con anestesia general. La incidencia de las vasovasostomías se ha descrito entre el

1-30/00 de las vasectomías y el aumento de su frecuencia en el nuevo contexto social, hace aconsejable su incorporación al presente documento. La operación puede exceder de las dos horas y si se realiza una epidídimo-vasostomía 4 o 5 horas. Respecto a la técnica quirúrgica, se recomienda el empleo de microcirugía. El conducto deferente es seccionado a ambos lados de la sutura y la aparición intraoperatoria de espermatozoides al final del deferente seccionado es un índice de buen pronóstico. Posteriormente se procede a la anastomosis del vaso. Cuando existe una obstrucción patológica del epidídimo es necesario realizar una epidídimo-vasostomía, que comporta una mayor complejidad y unos resultados más pobres. La experiencia del cirujano y la técnica de microcirugía empleada es un factor importante.

Se han descrito una tasa de recuperación testicular y posterior paternidad entre el 30-65% de los intervenidos, en función de los años transcurridos desde la vasectomía. La realización de una epidídimo-vasostomía está indicada cuando han transcurrido más de 10 años de la vasectomía. Una alternativa actual que se debe plantear después del fracaso de la vasovasostomía, es la utilización de técnicas de reproducción asistida (ICSI) a partir de espermatozoides obtenidos por aspiración de espidídimo o biopsia testicular.

Capítulo 2

Preanalítica

2.1 Factores que afectan a la calidad de la muestra

A) Recogida de la muestra completa

Un análisis de semen correcto se debe realizar sobre una muestra de semen completa:

○ La primera parte del eyaculado aporta las secreciones del testículo-epididimo (en esta fracción están los espermatozoides) y las secreciones de la próstata.

○ La segunda parte corresponde a las secreciones de vesículas seminales.

Por tanto, si se derrama una fracción de la primera parte, al faltar parte de los espermatozoides obtendremos una concentración irreal, más baja; y si se derrama una fracción de la segunda, la fracción que aporta más volumen, lo que ocurrirá es que obtendremos un volumen más bajo y una concentración espermática más alta. En consecuencia, una muestra incompleta debe ser desechada.

B) Proporción de las diferentes secreciones

Un aumento de secreción prostática por infiltración producirá aumento de volumen, diluyendo los espermatozoides y disminuyendo la concentración.

C) Abstinencia sexual

En un estudio de 11 individuos que recogieron 4 muestras en 8 días (De Jonge et al., 2004; Carlsen, Jorgen, Andersson & Niels, 2004), se observó que la abstinencia entre 1 y 8 días no influye en la movilidad, en la morfología, en la vitalidad ni en el pH, pero sí en las determinaciones de volumen y concentración, que van aumentando a lo largo de los ocho días.

Por otra parte, parece que el periodo de abstinencia de la penúltima eyaculación podría condicionar los valores de la última, siempre que una eyaculación no consiga vaciar los depósitos del epidídimo. Sin embargo, cuantificar en qué medida influye es difícil, por lo que la OMS no lo incluye dentro de las normas a seguir en su último manual.

D) Variabilidad biológica

En otro estudio en el que participan 52 individuos a lo largo de 540 días, se puede apreciar que hay unos considerables saltos en la concentración espermática, así como en el número total de espermatozoides por eyaculación, en algunos individuos se observan valores por debajo de la normalidad.

En el trabajo de Alvarez et al., (2003), se estudian los coeficientes de variación intraindividuales y entre individuos de los diferentes valores seminales. Se pudo ver que el coeficiente de variación intraindividual oscila entre el 15-20% para la mayoría de valores, y un 26.8% para la concentración espermática.

Carlsen et al. (2004), también estudiaron el coeficiente de variación intraindividual según el número de muestras estudiadas. Como era de esperar, la variación disminuye drásticamente tras 10 determinaciones en la contracción, en cuanto a la movilidad y morfología el coeficiente se reduce a la tercera y cuarta muestra analizada.

Se puede concluir que es imposible caracterizar a un individuo con un solo análisis de semen y que es necesario realizar 2-3 análisis para estudiar el estado basal de un individuo.

E) Fármacos

Podemos encontrar gran cantidad de principios activos que van a afectar la calidad seminal, actuando a diferentes niveles.

- o Antipsicóticos (fenotiazidas)
- o Antidepresivos
- o Antihipertensivos (alfametildopa)
- o Antihistamínicos
- o Andrógenos, esteroides anabolizantes
- o Antiulcerosos (ranitidina, cimetidina)
- o Espironolactona
- o Nitrofurantoína
- o Colchicina
- o Quimioterapia

    o   Sulpiride

En el caso de que el tratamiento se prolongue en el tiempo y/o que los efectos sean irreversibles, como en la quimioterapia, es recomendable que se conserven los espermatozoides en un banco de semen.

F) Tóxicos

- o Marihuana: inhibe GnRH y la espermatogénesis.

- o Heroína y metadona: disminuyen la gonadotrofinas, la líbido y retrasan e incapacitan la eyaculación.

- o Cocaína: estimula el deseo y la erección. Hay estudios que apoyan que afecta a la espermatogénesis.

- o Tabaco: afecta a la movilidad espermática. Actúa sobre las enzimas antioxidantes intracelulares.

- o Alcohol crónico: deprime el SNc e interfiere mecanismos que actúan sobre la excitación sexual. Algunos autores destacan que el vino tomado a dosis moderadas aumenta la calidad seminal debido al efecto antioxidante que aportan los componentes de la piel de la uva.

G) Factores ambientales

Últimamente se ha descubierto que hay multitud de factores ambientales que actúan como disruptores endocrinos. Son sustancias que tienen acción estrogénica o antiestrogénica. Actúan en las primeras fases del desarrollo fetal, en los periodos pre o perinatal, pero sus efectos son de aparición tardía, pudiendo aparecer incluso en generaciones posteriores. Algunos autores opinan que los disruptores endocrinos son los causantes del llamado Síndrome de disgenesisa testicular, que cursa con: aumento de criptorquidia e hipospadias, aumento de cáncer de testículo y descenso en la calidad seminal.

La lista de sustancias descritas es muy amplia, pero vamos a destacar algunas para que veamos en qué medida convivimos con ellas peligrosamente de forma más habitual de lo que imaginamos:

Bisfenoles resinas epoxi .... están en pegamentos escolares
Policarbonato............................forma parte de los biberones
Ftalatos....................................en las tetinas de los biberones
Benzofenonas ....en las cremas solares (en los filtros UV).

H) Duración de la espermatogénesis

Otro de los factores que se ha de tener en cuenta cuando se estudie la calidad seminal es que cualquier intervención sobre el testículo necesitará al menos 75 días (2 meses y medio) para ponerse en evidencia. Esto es así porque la espermatogénesis del hombre dura eso, 75 días. Por ejemplo, si tenemos el caso de un individuo sometido a quimioterapia, que se sabe afecta la espermatogénesis, se deberá estudiar si se ha producido la recuperación normal de ésta después de unos tres meses del tratamiento.

I) Otros

- o Ejercicio físico
- o Fiebre
- o Estrés
- o Exposición a altas temperaturas.

2.2 Recogida de las muestras

A) Instrucciones

Deben ser claras y si es posible por escrito. En ellas debemos detallarles:

- o Lugar de recogida.
- o Forma de recoger la muestra.
- o Contenedores de recogida.
- o Medidas higiénicas.
- o Abstinencia.
- o Tiempo recogida-entrega laboratorio.
- o Normas de transporte al laboratorio, si se recoge en casa.
- o Medicación.

B) Forma de recogida

En cuanto a la forma de recoger la muestra el manual de la OMS es muy claro:

- o Preferiblemente por masturbación.

- o Nunca por coitus interruptus, ya que se puede perder la primera fracción de la muestra, se puede contaminar la muestra y se puede afectar la movilidad por el pH ácido de la vagina.

- o El preservativo sólo se podrá usar cuando haya imposibilidad de realizarlo por masturbación. Pero no se puede usar un preservativo cualquiera sino preservativos especiales que hay en el mercado, que no llevan espermicidas.

- o Además, hay que dar una detallada información al paciente acerca de: la forma de recogida, cierre y transporte del contenedor.

C) Abstinencia sexual

La OMS recomienda una abstinencia entre dos y siete días. Además aconseja que en caso de repetición se mantengan los tiempos de abstinencia para hacerlo de esta forma en las mismas condiciones y evitar la variabilidad.

Recordemos además que se recomiendan entre 2 y 3 análisis para fijar el estado basal de un individuo, si bien algunos autores son de la opinión que si el primer análisis es normal no es necesario volver a repetir.

D) Contenedores de recogida

Los contenedores de recogida que utilicemos deben ser de cristal o plástico. Además deben estar testados para comprobar que el material no es tóxico. Antes de la recogida de la muestra hay que mantenerlos atemperados entre 20-37ºC.

Si se quiere introducir en nuestro protocolo un nuevo contenedor, se ha de someter a un ensayo de toxicidad:

- o Seleccionar una muestra con alta concentración y movilidad.
- o La mitad de la muestra se sitúa en un contenedor de control y la otra mitad en el contenedor problema.
- o Se ensaya la movilidad cada hora durante cuatro horas.
- o Aplicar el t-test y si no encontramos diferencias estadísticamente significativas se considera no tóxico.

E) Recogida de datos

Cuando la muestra es entregada debe ser rotulada: con nombre y apellidos, y con el código de laboratorio. Inmediatamente después debe ser guardada en estufa a 37ºC.

Además se le han de preguntar al paciente los siguientes datos:

- o Si ha tomado alguna medicación en fechas anteriores.
- o El periodo de abstinencia sexual.
- o Si ha recogido la muestra completa o por el contrario hay pérdida de alguna fracción.
- o Asegurarnos que sólo ha recogido una eyaculación.
- o Si es para análisis microbiológico corroborar que ha cumplido las normas de higiene (lavado de manos y genitales y orinar previamente).
- o Hora en que ha recogido la muestra y por supuesto la hora de entrega al laboratorio.
- o La forma de recogida. Debemos descartar el uso de coitus interruptus o de preservativos no homologados para este uso.

o   Deberemos anotar además cualquier incidencia, como dolencia al eyacular, sangrado, etc.

2.3   Recogidas especiales

A) Análisis microbiológico

En el caso de que la muestra vaya a usarse para análisis microbiológico tenemos que tener en cuenta que:

o   Todo el material debe ser estéril.

o   No se puede exceder más de tres horas desde la recogida hasta el inicio del cultivo.

o   Se debe seguir unas normas higiénicas para este tipo de recogidas: 1º orinar, con objeto que la orina limpie la uretra de gérmenes; 2º lavar genitales y manos con jabón y agua, enjuagar detalladamente con agua y secar; y 3º recoger la muestra.

El análisis microbiológico está recomendado tras los siguientes hallazgos:

o   Hipospermia: volumen bajo de semen y/o pH<7.

o   Hemospermia: sangre o hematíes en semen.

o   Leucocitospermia: >10^6 leucocitos / ml semen.

o   Aglutinaciones espontáneas de los espermatozoides en el eyaculado.

o   Marcada asteno-, oligo- o terato-zoospermia.

o   Antecedentes de infecciones urogenitales o de las glándulas accesorias con datos actuales de posible infección de vía seminal.

o   En casos de inclusión en programas de reproducción asistida, ya que aquí es fundamental que la muestra de semen no contamine los medios de cultivo enriquecidos de nutrientes en los cuales se incuban normalmente ovocitos y espermatozoides.

B) Bloqueos

A veces ocurren los llamados bloqueos, o la imposibilidad de recoger la muestra.

o   Cuando se trate de una recogida de muestra para una prueba diagnóstica no tendrá mayor importancia. Trataremos de tranquilizar a nuestro paciente, recomendándole dar una vuelta antes de intentarlo de nuevo. Si el bloqueo persiste se recomendará la recogida de la muestra en casa.

o   El problema surge cuando el análisis de semen va encaminado a evaluar una muestra que debe ser utilizada posteriormente para técnicas de reproducción asistida, donde la recogida no puede dilatar más allá de unas cuantas horas. Si los métodos anteriores no dan resultado habrá que recurrir a la administración de fármacos, tales como levitra, Cialis o Viagra.

C) Eyaculación retrógrada

Otro caso de recogida especial es cuando ocurre una eyaculación retrógrada, donde la eyaculación de la muestra en lugar de seguir la vía habitual a través de la uretra asciende hasta la vejiga atravesando el orificio uretrovesical.

Hay que sospecharlo en pacientes con un volumen de muestra bajo, menos de 1 ml, incluso con ausencia de eyaculado, lo que se conoce como aspermia. Es frecuente en diabéticos, en lesiones medulares y enfermedades neurológicas.

En estos casos podemos recuperar los espermatozoides de la orina y utilizarlos para alguna técnica de reproducción asistida, bien inseminación o fecundación in vitro. Para ello es necesario alcalinizar primero la orina, cuyo pH es ácido, con objeto de conseguir que los espermatozoides sean viables. El protocolo es el siguiente:

- o Noche anterior: se ingieren 2 g de bicarbonato sódico para alcalinizar la orina.
- o Día de la recogida:
  - o Se recoge la orina en la que medirá la osmolaridad y pH.
  - o Se ingieren 4 g de bicarbonato en 500 ml de agua (en diabéticos 750 ml).
  - o Se orina cada 15 minutos hasta que la osmolaridad tenga un valor entre 350-400 miliosmoles/kg, y pH = 6,5-8.
  - o Se tiene orgasmo.
  - o Se recoge orina en un frasco que tenga 10 ml de medio de cultivo estéril.
  - o Se centrifugará inmediatamente a 600 g durante 8 minutos. Se resuspende el sedimento en 1 ml de medio de cultivo estéril.

D) Análisis postvasectómicos

- o Se recomienda que se haga después de unas 24 eyaculaciones tras la vasectomía. Lo ideal será unos cuatro meses.
- o Se deberá repetir además un segundo análisis entre dos y cuatro semanas del primero. Se recomienda que no se dejen los métodos anticonceptivos hasta que estos dos análisis ratifiquen que las muestras son azoospérmicas.
- o A veces ocurre que se encuentran espermatozoides después de estos cuatro o cinco meses. De hecho el 30% de las muestras están en este caso, si bien los espermatozoides suelen ser inmóviles. En tal caso habrá que repetir el análisis a los 7 meses. El 10% de las muestras siguen teniendo algunos espermatozoides inmóviles, menos de 10.000 espermatozoides por mililitro. Es lo que se conoce como azoospermia *sui generis* y el paciente puede abandonar los métodos anticonceptivos, pero advirtiéndole que el riesgo de gestación es de 1/2000.

○ Hay un caso especial. Los llamados embarazos sin espermatozoides. Ocurre en 1 de cada 100.000 pacientes con vasectomías y con muestras azoospérmicas. Para el estudio de estos casos se hicieron las pertinentes pruebas de paternidad. Se debe a recanalizaciones espontáneas de los conductos deferentes de forma transitoria. Esto permitirá el paso de algunos espermatozoides. Pero lo curioso es que cuando se vuelven a estudiar las muestras de este paciente siguen siendo azoospérmicas, porque la recanalización como hemos dicho es transitoria.

En el cuestionario al paciente debe quedar registrada la fecha de la vasectomía y si es la primera muestra que se trae al laboratorio.

E) Muestras para criopreservación

Previa a la criopreservación seminal se requiere la firma de un documento de autorización y compromiso por parte del paciente. El consentimiento informado más extendido en nuestro país es el de la Sociedad Española de Fertilidad:

http://nuevo.sefertilidad.com/consentimientos/pdf2008/04.pdf

2.4 Transporte

El manual de la OMS de la 5ª edición recomienda que la recogida de la muestra se haga cerca del laboratorio, para controlar fluctuaciones de temperatura y tiempo al comienzo del análisis. Pero si no se puede hacer de esta forma hay que ofrecer la posibilidad de recoger la muestra en casa, siempre que se cumpla que:

○ Hay que llevarla al laboratorio antes de una hora desde la recogida.

○ Transportarla a una temperatura entre 20-37ºC.

○ Protegerla de la luz.

○ En un contenedor adecuado, que debe ser proporcionado preferiblemente por el laboratorio.

2.5 Recepción

Una vez entregada la muestra en el laboratorio, antes del cuestionario, se procede a identificarla, con nombre y dos apellidos, así como un código de trabajo del laboratorio y se coloca inmediatamente en estufa, a 37ºC. Si es posible además es sometida a rotación, usando para ello un agitador orbital colocado dentro de la estufa. Conseguiremos así una temperatura y homogenización de la muestra óptimas, lo cual deberemos de mantenerlo a lo largo de todo el análisis.

Según nos indica el manual de la OMS, el análisis hay que realizarlo preferiblemente antes de transcurridos 30 minutos desde la recogida de la muestra. Nunca debe retrasarse más de una hora. En casos de análisis de postvasectomía, el límite máximo es de 4 horas desde la eyaculación.

2.6   Conservación: Criopreservación

Se excluye expresamente del ámbito de aplicación de este apartado la criopreservación seminal en donantes de semen, dirigiéndose únicamente a los casos de uso dentro de la pareja.

La criopreservación seminal consiste en la congelación y almacenamiento de espermatozoides con fines reproductivos. Es una herramienta fundamental en reproducción asistida pues permite optimizar los tratamientos de esterilidad y preservar la fertilidad en pacientes que, potencialmente, pueden perderla.

Los espermatozoides humanos presentan bajo contenido en agua por su pequeño tamaño, matriz viscosa con alto contenido en proteínas y azúcares, y una estructura compartimentalizada. El daño producido en el espermatozoide por la congelación y posterior descongelación tiene lugar a distintos niveles estructurales y/o funcionales, por lo que todavía no existe un método de criopreservación espermática universalmente aceptado que logre mejores tasas de criosupervivencia. El proceso de congelación afecta sobre todo a la movilidad espermática, no existiendo parámetros espermáticos en el análisis inicial que nos permitan correlacionarlos positivamente con la supervivencia.

El objetivo principal de la criopreservación de espermatozoides es mantener su viabilidad y funcionalidad a bajas temperaturas (-196ºC) durante largos periodos de tiempo frenando los procesos de envejecimiento y degeneración celular. Las dificultades de la congelación derivan de los procesos de enfriamiento y calentamiento, y no de la permanencia a bajas temperaturas, puesto que a éstas no existen fenómenos de difusión ni energía térmica suficiente para llevar a cabo reacciones químicas.

En el territorio del Estado Español la criopreservación seminal está definida, en la Ley 14/2006 sobre Técnicas de Reproducción Humana Asistida, como una técnica específica de los establecimientos acreditados para Reproducción Humana Asistida, y dentro de ellos los que lo estén como Banco de Gametos. Cualquier laboratorio que quiera criopreservar semen deberá solicitar la correspondiente acreditación como banco de gametos. Es una actividad que requiere acreditación específica, no siendo suficiente con la solicitada para las actividades habituales de laboratorio.

A) Muestras

- o   Semen fresco. La muestra de semen debe recogerse siguiendo las recomendaciones de la fase preanalítica "recogida de muestras".

o Espermatozoides recuperados. Pueden congelarse espermatozoides previamente seleccionados. No hay un acuerdo generalizado acerca de la técnica que debe usarse para procesar este tipo de muestras o si este proceso previo a la congelación tiene algún efecto en la tasa de criosupervivencia.

o Muestras testiculares/epididimarias. Se congelan usando los protocolos estandarizados para semen. Cuando se identifican espermatozoides maduros en la disección del tejido testicular o en el aspirado epididimario, estas muestras se tratan del mismo modo que el semen, con el medio de congelación; pueden usarse, previamente a la adición del mismo, una solución tamponada de lisado de eritrocitos para lograr una recuperación de espermatozoides más eficiente.

B) Material y equipamiento necesario

Todo el material fungible empleado así como los medios de cultivo y de congelación deben ser estériles y manejarse en condiciones de asepsia, en campana de flujo laminar; además deben estar testados para toxicidad espermática y tener certificación CE.

Medios de congelación

Los medios de congelación tienen como objetivo proteger a las células del choque producido por el enfriamiento a temperaturas por debajo de 0ºC, que es uno de los factores más importantes que afecta a la supervivencia espermática.

Son medios formados fundamentalmente por:

o Agentes crioprotectores: potencian la deshidratación celular y reducen el agua disponible para la formación de cristales internos; pueden ser penetrantes o no penetrantes, siendo los primeros los más utilizados.

o Penetrantes: sustancias de bajo peso molecular con permeabilidad a través de la membrana espermática, lo que permite el desplazamiento del agua celular; glicerol (más utilizado), etilen-glicol (mejores tasas de criosupervivencia).

o No penetrantes: sustancias de alto peso molecular, no permeables que favorecen la deshidratación gracias a la creación de un gradiente osmótico; glucosa y sacarosa.

o Tampones: los más utilizados en los medios de congelación son:

o TRIS (tris-hidroximetil-amino metano)

o HEPES (ácido N-2- hidroxietilpiperacina-N'-2'-etanesulfónico)

o TES (acido N-tris-hidroximetil-metil-2-aminoetanosulfónico).

o Quelantes: disminuyen el gradiente de concentración de iones calcio a través de la membrana plasmática; los más frecuentes son EDTA y citrato.

- o Moléculas estabilizantes de la membrana espermática: albúmina o lecitina son las más empleadas actualmente, sustituyendo a la yema de huevo que tiende a dejar de utilizarse por ser de origen animal.

Los medios de congelación se añaden a las muestras en distinta proporción según su composición y deben añadirse a la muestra lentamente, a razón de 1 gota cada 5 segundos, homogeneizando suavemente la mezcla, para conseguir un equilibrio osmótico eficiente sin provocar alteraciones abruptas en la osmolaridad celular.

<u>Material fungible y equipamiento</u>

- o Sistemas de almacenamiento: el uso de pajuelas CBS (Cryo Bio System) de alta seguridad, fabricadas con resina ionomérica, es el método disponible más seguro en la actualidad ya que presentan varias ventajas sobre otros sistemas de congelación (criotubos o pajuelas de PVC):

  - o La estanqueidad. Al estar selladas por sus extremos, no permite el contacto entre el nitrógeno líquido y su contenido, ni que se produzcan pérdidas del mismo.

  - o Rápida transferencia de temperatura y distribución homogénea en los cambios de la misma, gracias a su pequeño diámetro.

- o Sistemas de llenado y cerrado de pajuelas: existen sistemas automáticos para este fin aunque pueden utilizarse boquillas de llenado y un termosellador para cerrar las pajuelas herméticamente (SYMS, Cryo Bio System, París, Francia).

- o Unidades de almacenamiento: visotubos (margaritas), gobelets, etc.

- o Sistema de identificación de pajuelas: impresora de etiquetas adhesivas resistentes a bajas temperaturas con el número de identificación, equipos que imprimen directamente sobre la pajuela (ej. MAPI CryoBioSystem) ó incluso existen métodos de identificación por radiofrecuencia (RFID tag).

- o Sistemas de congelación: congelador de velocidad programable o congelador de fase vapor controlado mecánicamente.

- o Tanques de almacenamiento criogénicos: pueden utilizar nitrógeno líquido o vapor de nitrógeno. Para pajuelas de alta seguridad se recomienda el uso de contenedores de fase líquida por su capacidad de mantener la temperatura estable a -196 ºC a pesar de aperturas frecuentes; es conveniente que estén dotados de un sistema de alarma que detecte un aumento de la temperatura (Tª) o una disminución del nivel del nitrógeno líquido (si la Tª aumenta por encima de -132 ºC, las muestras almacenadas pueden sufrir recristalización que produce daño en las células congeladas).

- o Pinzas para manipulación de pajuelas (Rocket Medical Watford, UK).

- o Bombona de suministro de nitrógeno líquido.

- o Instrumento para cortar pajuelas: tijeras de sutura esterilizables.

C) Métodos de congelación

Dependiendo de la velocidad de congelación pueden diferenciarse varios métodos de congelación:

- o Congelación lenta: la velocidad oscila entre 0,5 ºC y 10ºC/min.

- o Congelación rápida: la velocidad oscila entre 50-400ºC/min.

- o Congelación ultrarrápida: la velocidad es aproximadamente 2500ºC/min.

- o Vitrificación: la velocidad oscila alrededor de 20000 ºC/min.

Con el objetivo de cumplir la normativa que establece el RD 1301/2006 (trazabilidad en todos los procesos que conlleva la congelación y almacenamiento de semen), es fundamental el control exhaustivo de la velocidad y la temperatura de la muestra en cada momento, por lo que actualmente se recomienda la utilización de congeladores programables más que otros métodos clásicos como la congelación en vapores de nitrógeno líquido o la congelación en píldoras en molde de hielo seco.

La vitrificación de espermatozoides tiene la limitación del pequeño volumen empleado, por lo que sólo permite la criopreservación de un número reducido de espermatozoides (muestras para microinyección intracitoplasmática, ICSI, exclusivamente).

A continuación, se exponen dos ejemplos de protocolos de congelación para espermatozoides, uno con congelador programable y otro manual, dado que existen muchas alternativas a estos procedimientos.

Protocolo de congelación con congelador programable

1º. Mientras la muestra completa la licuefacción (no más de 30 minutos), atemperar el medio de congelación a Tª ambiente.
2º. Separar una alícuota de muestra para el análisis.
3º. Medir el volumen de la muestra de semen que se va a congelar y transferir a un tubo de poliestireno; este proceso será el mismo con muestras de espermatozoides previamente seleccionados, procedentes de biopsia testicular o aspirado epididimario.
4º. Calcular el número de pajuelas que serán necesarias, teniendo en cuenta la dilución con el medio recomendada por el fabricante (ej. 1+1 o 3+1).
5º. Etiquetar las pajuelas con el código de identificación correspondiente, elegir el color adecuado (visotubo, manchón, bandera, etc.) de las unidades de almacenamiento y etiquetarlas. Las pajuelas deben identificarse individualmente; de esta manera, si se retiran dos dosis del banco y se descongelan al mismo tiempo, no hay posibilidad de error. El clásico método de código de barras que utiliza líneas con un rotulador de punta fina no se recomienda.
6º. Agregar el medio de congelación lentamente, gota a gota, con movimientos suaves pero continuos del tubo para asegurar el mezclado completo (1 gota cada 5 segundos).
7º. Llenar las pajuelas conectándolas al dispositivo de succión (por ejemplo a una jeringa de 1 ml o una bomba del vacío), dejando 1 cm de aire en el extremo final de la pajuela.

Usar una boquilla de llenado para evitar que el exterior de la pajuela entre en el contacto con el semen o las paredes del tubo.

8º. Sellar los extremos de cada pajuela mediante un termosellador (SYMS, Cryo Bio Sistema, París, Francia).

9º. Desinfectar el exterior de cada pajuela mediante alcohol 70% (v/v) u otra solución descontaminante, enjuagar seguidamente con agua estéril y secar.

10º. Transferir las pajuelas al sistema de bandejas del congelador programable y comenzar el ciclo de congelación. Un ejemplo de curva genérica de congelación sería el siguiente:

- Etapa 1: Reducir la Tª desde la Tª ambiente a +4ºC con una velocidad moderada de enfriamiento de −5ºC/min. El esperma se deshidrata en un tiempo muy limitado.

- Etapa 2: Reducir la Tª de +4ºC a −80ºC a una velocidad rápida de enfriamiento de -10ºC/min. La solución de espermatozoides comienza a solidificarse.

- Etapa 3: Reducir la Tª de −80ºC a −160ºC tan rápidamente como permita el sistema de congelación. El protocolo de congelación debe congelar a menos de -160ºC para minimizar el riesgo de daño por recristalización durante la transferencia de las pajuelas desde el congelador hasta el recipiente de almacenamiento de nitrógeno líquido.

- Etapa 4: Finalmente, reducir la Tª de −160ºC a −196ºC sumergiendo las pajuelas en nitrógeno líquido. Este paso debe hacerse muy rápidamente.

11º. Sumergir la unidad de almacenamiento (visotubo, gobelet, etc), previamente identificada, en el nitrógeno líquido hasta que no se formen burbujas.

12º. Transferir rápidamente, con la ayuda de unas pinzas, las pajuelas de semen congelado a la unidad de almacenamiento, que debe estar llena de nitrógeno líquido.

13º. Para verificar la criosupervivencia, poner una pajuela aparte para la valoración de la movilidad post-descongelación. Esta verificación puede realizarse inmediatamente o más tarde.

14º. Colocar el visotubo o gobelet con las pajuelas en el lugar de almacenamiento apropiado del banco (número de tanque y canister, nivel del recipiente, etc).

15º. Elaborar una tarjeta índice para los códigos de identificación de la pajuela, código de identificación de la muestra de semen, fecha de congelación, lugar de almacenamiento y número de referencia de laboratorio del análisis de semen.

16º. Anotar toda la información en un libro de registro o en un programa informático específico.

Protocolo de congelación en vapores de nitrógeno líquido

Tiene la ventaja de no necesitar congelador programable, pero las condiciones del proceso están poco estandarizadas.

Realizar todo el proceso como el protocolo anterior hasta el paso 9º, y una vez rellenadas y desinfectadas las pajuelas, colocarlas en un contenedor con nitrógeno líquido aproximadamente a 10 cm. de la superficie del mismo durante 30 minutos (un contenedor con una rejilla para depositar horizontalmente las pajuelas es adecuado). Una vez terminado el proceso de congelación, seguir el protocolo anterior desde el paso 11º para introducir las pajuelas en la unidad y en el sistema de almacenamiento.

Entrega de **instrucciones** y contenedor 1 semana antes	Transporte	Recepción	**Conservación** hasta su procesamiento
Fertilidad y capacitación			
CUANDO • Si espermiograma previo (fertilidad), 3 meses después. • Si vasovasostomía, 6 meses después. • Abstinencia 2-7 días. MÉTODO • Masturbación. • Si no, con preservativo sin espermicida. CONTENEDOR • Plástico o vidrio, no tóxico, 20-37ºC. LUGAR • Lo más próximo al laboratorio. • A 1 hora máximo.	• Inmediato, máximo 1h • 22-37ºC • Protegido de la luz.	1º) SEMEN EN CONTENEDOR IDENTIFICAR • Nombre,apellidos • Nº Laboratorio. PASAR A CONSERVACIÓN. 2º) CUESTIONARIO CONFIRMAR • Totalidad de la muestra. • Masturbación (o preservativo). • Sólo una eyaculación. • Abstinencia 2-7 días. • Si espermiograma previo: 3 meses de diferencia. • Si vasovasostomía: anotar fecha de operación, y muestra 6 meses después. ANOTAR • Medicación. • Hora de recogida de la muestra. • Hora de entrega al laboratorio.	• 30 minutos, máximo 1h. • 37ºC • Rotación.

Tabla 1. Procedimiento de laboratorio para la recepción de muestras de semen

Entrega de **Instrucciones** y contenedor 1 semana antes	Transporte	Recepción	**Conservación** hasta su procesamiento
		Cultivo	
MÉTODO 1º) Lavar y aclarar genitales y manos. 2º) Orinar. 3º) Lavar y aclarar genitales y manos. 4º) Masturbación. CONTENEDOR • Plástico o vidrio, estéril. LUGAR • Lo más próximo al laboratorio. • A 1 hora máximo.	• Inmediato, máximo 1h • 2-8ºC.	1º) SEMEN EN CONTENEDOR IDENTIFICAR • Nombre, apellidos • Nº Laboratorio. PASAR A CONSERVACIÓN. 2º) CUESTIONARIO CONFIRMAR • Medidas higiénicas, orinado y lavado previos. • Por masturbación. ANOTAR • Hora de recogida de la muestra. • Hora de entrega al laboratorio.	• Máximo 3 h • 2-8ºC.
		Bloqueos	
El que corresponda.	-	PARA DIAGNÓSTICO 1º) Despejarse 2º) Si persiste, recoger en casa. PARA FIV 1º) Despejarse 2º) Levitra, Cialis o Viagra…	-

Tabla 1 continuación. Procedimiento de laboratorio para la recepción de muestras de semen

Entrega de **Instrucciones** Y contenedor 1 semana antes	Transporte	Recepción	**Conservación** hasta su procesamiento
	**Eyaculación retrógrada**		
PREPARATIVOS • Abstinencia 2-7 días. • Noche previa: Ingerir 2 g NaHCO3 MÉTODO • Recoger orina: 0h. En el laboratorio determinan Osmolaridad y pH. • Ingerir 4 g NaHCO3 • Recoger orina: cada 15´ hasta que el laboratorio diga si la Osmolaridad y pH son adecuados. • Orgasmo. • Recoger orina. CONTENEDOR DE ÚLTIMA ORINA • Frasco con 10 ml de medio de cultivo. LUGAR • Próximo al laboratorio.	• Inmediato. • 22ºC	1º) ÚLTIMA ORINA EN CONTENEDOR IDENTIFICAR • Nombre,apellidos • Nº Laboratorio. PASAR A CONSERVACIÓN 2º) CUESTIONARIO CONFIRMAR • Abstinencia 2-7 días. • Noche previa 2 g NaHCO3 • Recogida de orina tras alcalinización y orgasmo. ANOTAR • Medicación. • Hora de recogida de la muestra. • Hora de entrega al laboratorio.	• Procesamiento inmediato

Tabla 1 continuación. Procedimiento de laboratorio para la recepción de muestras de semen

Entrega de **Instrucciones** Y contenedor 1 semana antes	Transporte	Recepción	**Conservación** hasta su procesamiento
Postvasectomía			
CUANDO • Control 1º) 4 meses después de vasectomía. • Control siguiente: 4 semanas después del previo. • Abstinencia 2-7 días. MÉTODO • Masturbación. CONTENEDOR • Plástico o vidrio. LUGAR • Lo más próximo al laboratorio. • A 1 hora máximo.	• Inmediato, máximo 1h • 22-37ºC • Protegido de la luz.	1º) SEMEN EN CONTENEDOR IDENTIFICAR • Nombre,apellidos • Nº Laboratorio. PASAR A CONSERVACIÓN 2º) CUESTIONARIO CONFIRMAR • Totalidad de la muestra. • Por masturbación. • Sólo una eyaculación. • Abstinencia 2-7 días. • Si Control 1º) 4 meses dp de vasectomía. • Si Control sig) 4 semanas dp del previo. ANOTAR • Fecha de vasectomía y del control previo. • Medicación. • Hora de recogida de la muestra. • Hora de entrega al laboratorio.	• 30 minutos, máximo 4h • 22-37ºC • Rotación.

Tabla 1 continuación. Procedimiento de laboratorio para la recepción de muestras de semen

Entrega de **Instrucciones** Y contenedor 1 semana antes	**Transporte**	**Recepción**	**Conservación** Hasta su procesamiento
Criopreservación			
PREPARATIVOS • Medicación (3 meses desde quimioterapia) • Abstinencia 2-7 días • Leer y firmar Consentimiento informado. MÉTODO • Masturbación. CONTENEDOR • Plástico o vidrio. LUGAR • Lo más próximo al laboratorio. • A 1 hora máximo.	• Inmediato • 22-37ºC	1º) SEMEN EN CONTENEDOR IDENTIFICAR • Nombre, apellidos • Nº Laboratorio. PASAR A CONSERVACIÓN 2º) CUESTIONARIO CONFIRMAR • Totalidad de la muestra. • Por masturbación. • Sólo una eyaculación. • Abstinencia 2-7 días. • Si quimioterapia, 3 meses después. ANOTAR • Medicación. • Hora de recogida de la muestra. • Hora de entrega al laboratorio.	1) 30′a 37ºC rotación. 2) Alícuota semen. 3) Atemperar el medio de congelación. 4) Medir volumen de semen. 5) Calcular nº pajuelas, identificar 6) Añadir medio congelación: 1 gota en 5′′, movimiento. 7) Llenado con 1 ml semen. 8) Sellar. 9) Desinfectar el exterior pajuela. OPCIÓN CONGELADOR PROGRAMABLE 10a) Ciclo congelación: Tª amb→4ºC→-80ºC→-160ºC→-196ºC Sumergir visotubo en $N_2(l)$ y pajuelas. OPCIÓN MANUAL 10b) Colocar las pajuelas en contenedor de $N_2(l)$ a 30 cm de superficie, 30′′ 11) Pajuela control. 12) Tarjeta identificativa y registro.

Tabla 1 continuación. Procedimiento de laboratorio para la recepción de muestras de semen

Capítulo 3

Evaluación inicial del semen

3.1   Evaluación inicial macroscópica

A) Licuefacción

La licuefacción se realiza mediante una simple observación visual. Una muestra normal es una muestra licuada, homogénea, sin grumos ni coágulos.

Sin en embargo cuando se eyacula el semen se trasforma en una masa semisólida coagulada, es a los pocos minutos cuando el semen comienza a licuarse y homogeneizarse, a veces se encuentran hilos de moco y cuerpos gelatinosos. No tienen ninguna importancia clínica, pero dificultan el análisis ya que son artefactos que pueden obturarnos una pipeta o impedir una buena colocación de un cubreobjetos sobre el porta. Hay que intentar separarlos de la muestra a la hora de recoger alícuotas para las diferentes determinaciones.

La licuefacción ocurre normalmente a temperatura ambiente en los primeros 15 minutos tras recoger la muestra. Se considera anormal cuando no ocurre en 60 minutos. Habrá que reseñarlos en el informe.

Si tenemos dudas con una simple observación visual siempre nos queda el recurso de observar la muestra al microscopio, donde tendremos la típica imagen de una muestra no licuada, con manchas que recuerdan a acúmulos de grasa.

Cuando la muestra no licúa en 60 minutos hay que recurrir a algún método que nos permita licuarla y homogenizarla porque sólo de esta forma obtendremos resultados fiables.

- o El primer método consiste en añadir una solución de bromelina, que es una enzima proteolítica que produciría la licuefacción. Esto no se puede hacer en muestras destinadas posteriormente a reproducción asistida, ya que están destinadas a ponerse en contacto con gametos femeninos. Por otra parte, al añadir bromelina se puede afectar la movilidad, las determinaciones de bioquímica y de morfología. Sólo debemos usarla para calcular la concentración espermática.

- o Otro sistema sería diluir la muestra con igual volumen del tampón fosfato PBS.

- o El tercer sistema sería el más sencillo. Consiste en pasar la muestra por una jeringa dotada de aguja roma con un calibre de 18-19. Hay que actuar con cuidado para no formar burbujas que afectarían a nuestros resultados.

B) Viscosidad

Podemos utilizar dos métodos:

- o El más sencillo y que recomendable consiste en recoger la muestra con pipeta pasteur y dejar caer gota a gota.

- o También puede hacerse introduciendo una varilla de vidrio en la muestra, observando el filamento que forma.

En cualquiera de los dos métodos se considera anormal cuando se forma un filamento de más de 2 cm; para considerarse normal debe caer gota a gota.

No hay que confundir una muestra viscosa con una muestra no licuada. El aspecto de la muestra puede ser líquido, homogéneo y luego hacer un gran filamento cuando la recogemos con pipeta pasteur, en el caso de ser muy viscosa.

La viscosidad elevada interfiere prácticamente con todas las determinaciones: movilidad, concentración, anticuerpos antiespermatozoide, bioquímica. Fundamentalmente es debido a la dificultad de recoger con pipeta un volumen de muestra determinado, lo que imposibilita cualquier tipo de cuantificación.

Para eliminar la viscosidad se realizan los mismos tratamientos que en el caso anterior de falta de licuefacción.

C) Apariencia

Un semen normal debería ser homogéneo, gris opalescente.

- o A veces puede tener un aspecto traslúcido; ello es debido a que posiblemente tenga una baja concentración de espermatozoides.

- o   Un aspecto marrón-pardo nos indicará un sangrado en tracto genital horas o días antes.

- o   Si la coloración es rojiza nos indicará la presencia de hematíes frescos, procedentes de un sangrado en el momento de la recogida.

- o   El color amarillento es indicativo de icteria, o presencia de ciertas vitaminas. También es posible que se deba a presencia de altos niveles de flavoproteínas oxidadas, procedentes de vesículas seminales. Esto indica una elevada abstinencia. También en casos de leucospermia.

D) Volumen

Para la medida del volumen el manual de la OMS nos describe dos métodos.

- o   Mediante pesada. Para ello debemos asumir la siguiente aproximación: que la densidad de la muestra de semen es 1. Por tanto, que la masa es igual al volumen, que un gramo de semen corresponde a un ml.

  Lo que haremos es pesar el recipiente vacío, etiquetas incluidas. Una vez recogida la muestra pesaremos el recipiente de nuevo. La diferencia calculada nos dará número de gramos, que como hemos dicho anteriormente corresponderá al volumen de la muestra en mililitros.

- o   Medida directa del volumen. Se necesitan recipiente de recogida graduados. Son difíciles de conseguir y caros por lo que recomendamos el método mediante pesada.

Lo que no debemos hacer nunca es medir el volumen mediante transferencia a pipetas, jeringas o probetas. Estos métodos de transferencia darán lugar a errores superiores a los dos métodos anteriormente descritos.

El manual establece el límite inferior de referencia en 1,5 ml.

- o   Un volumen bajo es indicativo de algunas de las siguientes alteraciones:
  - o   Obstrucciones de vías seminales o ausencia de conductos deferentes.
  - o   Cuando se ha producido pérdida de alguna fracción de la muestra en el momento de la recogida. Por eso es importante interrogar sobre una muestra correcta así como la ausencia de incidentes durante ella.
  - o   También se puede producir por eyaculación retrógrada, patología que ocasiona que el semen no sigue su vía natural de salida, que es la uretra, sino la vía ascendente y a través del orificio uretro vesical se vierta dentro de la vejiga junto con la orina.
- o   Un volumen alto puede ser producido por el aumento de volumen de secreción de algunas glándulas, en caso de inflamación.

E) pH

El pH refleja el balance entre las diferentes secreciones, principalmente entre el pH alcalino de vesículas seminales y el ácido de la próstata.

El límite inferior de referencia establecido es de 7,2.

Un pH por debajo de 7, unido a oligo o azoospermia y a un volumen bajo, nos va a sugerir la agenesia u obstrucción de vesículas seminales y/o conductos deferentes, así como indicar infección. Esto impide la salida total o parcial de secreciones procedentes del testículo (espermatozoides) y de vesículas seminales, con un pH básico.

Respecto a la realización técnica debemos usar tiras de papel pH graduación 6-10. Chequear el color antes de 30 segundos. Situamos la muestra sobre el papel y antes de transcurrido ese tiempo debemos hacer la lectura. Chequear tiras reactivas con soluciones patrón de pH para asegurar la buena calidad de nuestro resultado.

3.2   Evaluación inicial microscópica

Para su realización es imprescindible un microscopio. Se aconseja además que esté dotado de contraste de fases y que cuente con la pletina termostatizada a 37ºC.

En la evaluación microscópica realizamos en primer lugar una observación a 100x, usando para ello un ocular 10x y objetivo 10x. En esta primera observación vamos a estudiar las agregaciones, las aglutinaciones y por último las células no espermáticas.

Pasaremos luego a colocar un objetivo 20x o 40x. La observación a 200x o 400x nos permite hacer la estimación de la dilución que necesitamos para calcular la concentración espermática, y también el estudio de la movilidad espermática.

Utilizaremos un simple portaobjetos con su cubreobjetos correspondiente, pero necesitaremos que tenga una profundidad de campo de 20 micras, para que no se obstaculice el libre movimiento de los espermatozoides. Teniendo en cuenta que la profundidad de campo es igual al volumen de muestra dividido por el área que ocupa, las 20 micras de profundidad las obtendremos de las siguientes combinaciones: (tabla 2)

VOLUMEN DE MUESTRA V ($\mu l = mm^3$)	AREA DEL CUBREOBJETOS A (mm^2)	PROFUNDIDAD DE CAMPO $P = V/A$ (mm)
10	22x22 = 484	
6,5	18z18 = 324	0,020
11	21x26 = 546	

Tabla 2. Cálculo de la profundidad de campo para el estudio microscópico

Se vuelve a recordar que la muestra debe estar atemperada a 37ºC y que además debe estar bien homogenizada. Para ello, tal y como dijimos anteriormente lo ideal es colocar un agitador orbital dentro de la estufa. Otro método alternativo que nos indica el manual de la OMS es por aspiración 10 veces de la muestra con pipeta de plástico de 1,5 mm de diámetro.

La falta de homogenización de la muestra provocará que en una muestra:

- La mayor concentración, así como los espermatozoides con mejor movilidad y morfología se encuentren en la superficie.

- Por el contrario un menor número de espermatozoides, con peor movilidad y morfología se encontrarán en el fondo de la muestra.

- Además encontraremos también en el fondo el resto de las células no espermáticas.

A) Observación a 100X

Colocamos por ejemplo, 10 µl de la muestra de semen en el porta y sobre él un cubre 22x22. Lo ponemos en el microscopio atemperado a 37ºC, y observamos con el objetivo de 10x.

Agregaciones

Las agregaciones son la adherencia de espermatozoides (inmóviles o móviles) a células no espermáticas o detritos. No son específicas, no tienen ninguna significación clínica.

Aglutinaciones

Las aglutinaciones son espermatozoides móviles adheridos a otros espermatozoides móviles. Sí son específicas, por lo que pueden tener significación clínica. No son evidencia suficiente para deducir la presencia de anticuerpos antiespermatozoides, pero sí nos sugieren investigar su presencia.

Existen diferentes tipos, en cuanto al lugar de unión y al número de espermatozoides unidos. Ilustración 1.

PARTES	GRADOS			
	1.AISLADOS <10 spz	2.MODERADO 10-50 spz	3.ALTA >50 spz	4.MUY ALTA Todos aglutinados
Cabeza-Cabeza	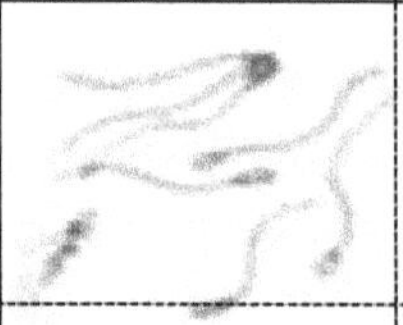	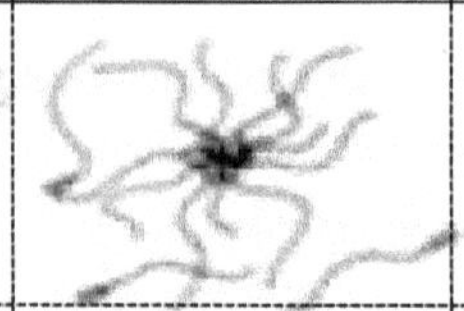	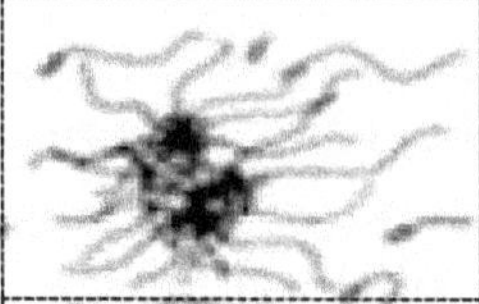	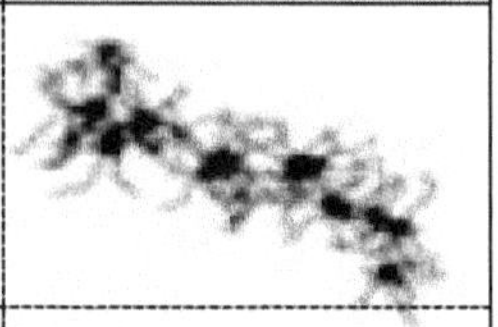
Flagelo-Flagelo	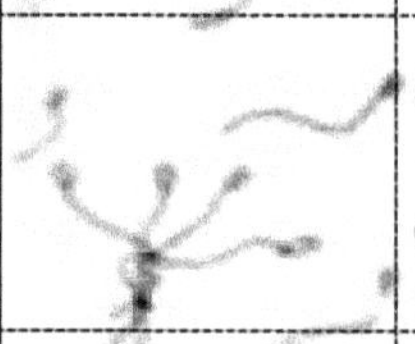	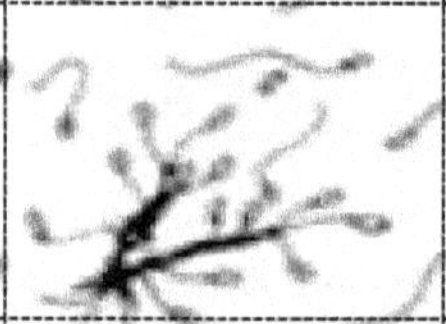	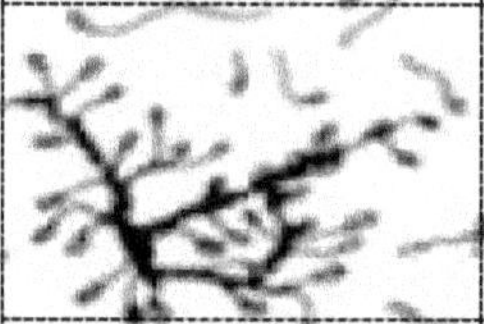	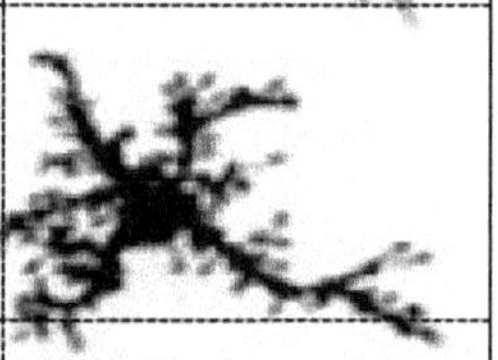
Punta-Flagelo	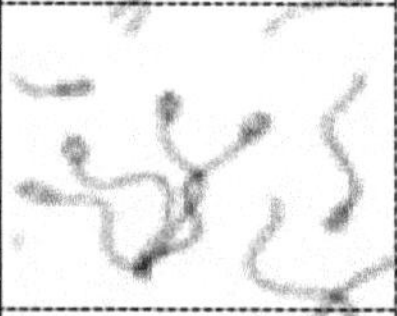	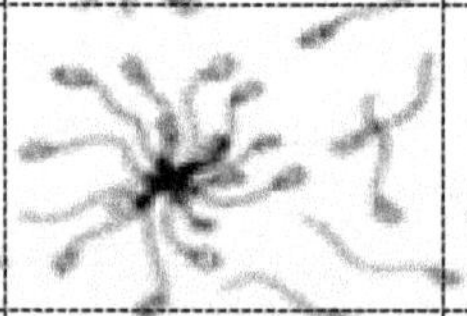	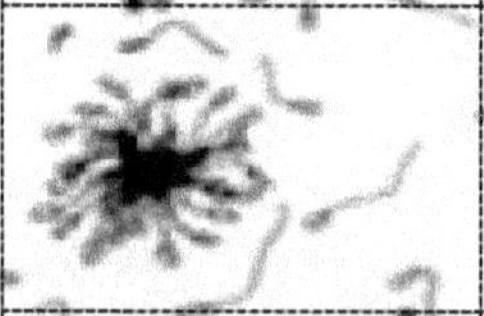	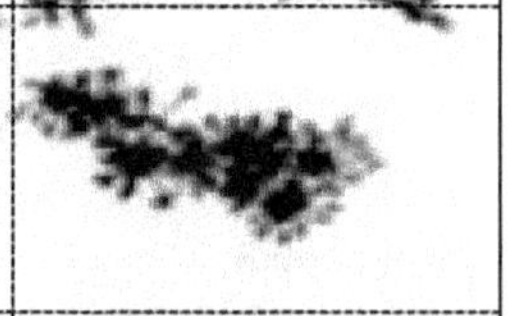
Cabeza-Cabeza + Flagelo-Flagelo	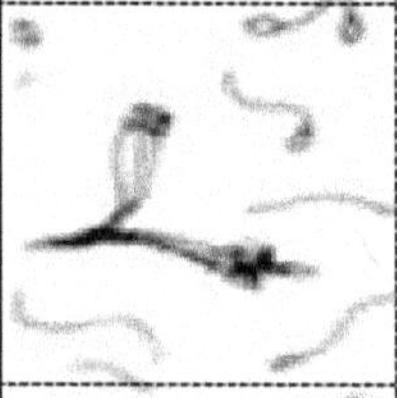	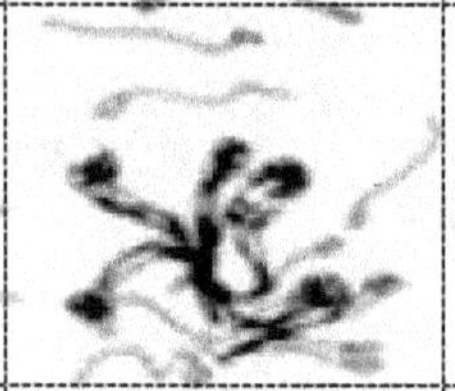	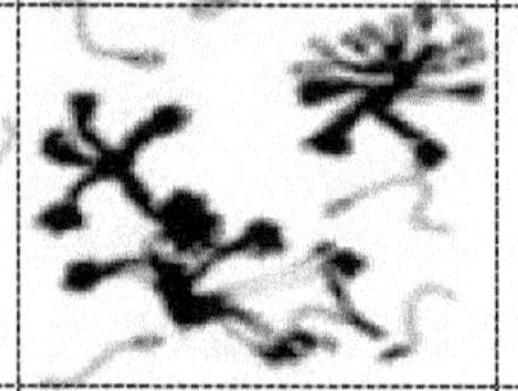	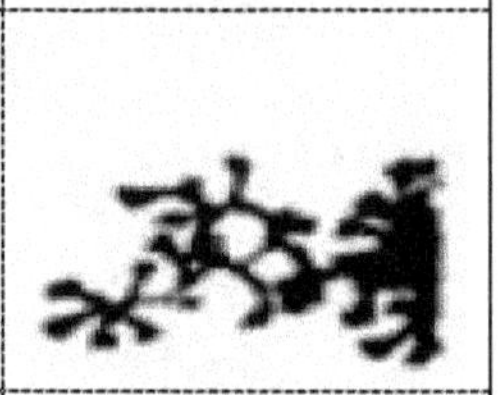
Cabeza-Flagelo	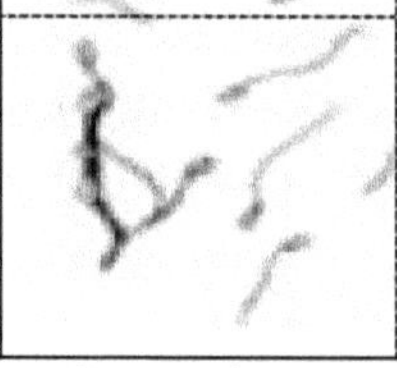	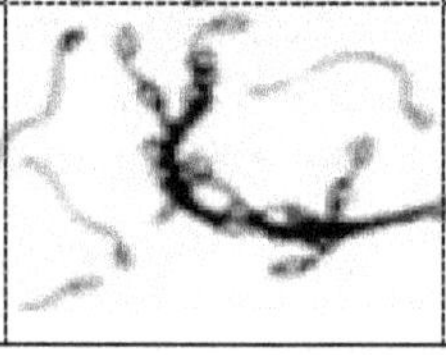	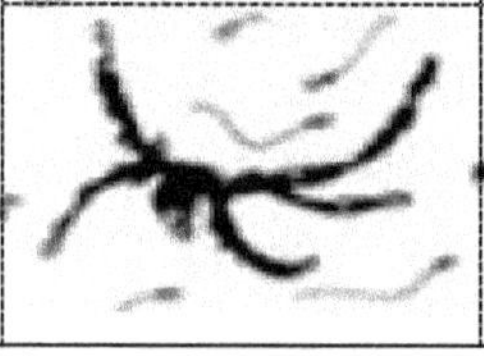	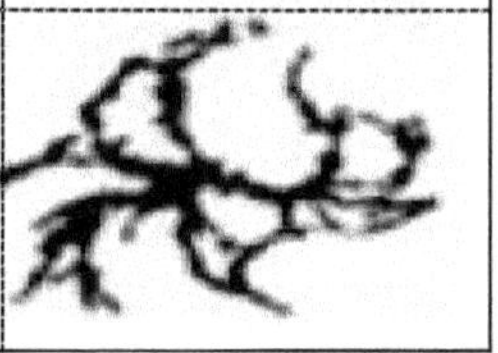

Ilustración 1. Diferentes partes y grados de aglutinación entre los espermatozoides

Células no espermáticas

El eyaculado contiene otras células y su identificación puede ser clínicamente relevante. Son las llamadas células no espermáticas, que incluyen a células epiteliales y células redondas. El nombre genérico de células redondas engloba a células germinales inmaduras y a leucocitos.

Diferenciar las células epiteliales de las células redondas es relativamente fácil, ya que se trata de células muy diferentes en morfología. La misma tinción que usaremos en morfología, Diff Quick, las diferencia claramente. Sin embargo, diferenciar con este tipo de tinciones las células de la espermatogénesis de los leucocitos no resulta fácil en la mayoría de los casos, es necesario recurrir a pruebas específicas como las de actividad de peroxidasa o a anticuerpos frente al antígeno CD45; la de la peroxidasa es la más común, y será la que estudiaremos más adelante.

B) Observación a 200X o 400X

Movilidd

La <u>clasificación</u> de los tipos de movilidad que introduce el quinto manual de la OMS ha supuesto un gran cambio con relación a manuales anteriores. En estos se diferenciaba la movilidad progresiva en lenta y rápida, estableciéndose el punto de corte de los dos en una velocidad de 25 micras por segundo. En este nuevo manual se unifican en un solo tipo de movilidad, la movilidad progresiva, quedando por tanto sólo tres tipos de movilidad (Ilustración 2):

- o   Espermatozoides inmóviles (IM).

- o   Espermatozoides con movilidad no progresiva (NP).

- o   Espermatozoides con movilidad progresiva (PR): lineal o en círculos amplios, independientemente de la velocidad.

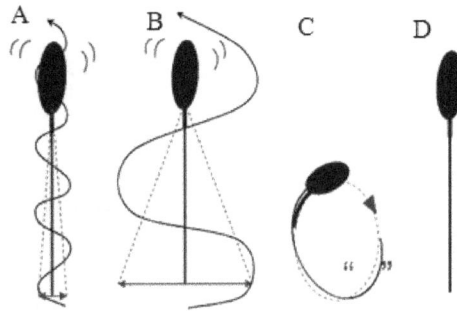

Ilustración 2. Tipos de movilidad de los espermatozoides (spz).
A (progresivo rápido)
B (progresivo lento) se agrupan en movilidad progresiva spz-PR
C es móvil no progresivo spz-NP
D es inmóvil spz-IM.

La razón de este cambio es la simplificación en la medida de un parámetro que exigía un gran adiestramiento por parte del observador. Anteriormente debíamos adiestrarnos para poder distinguir entre una velocidad mayor y menor de 25 micras por segundo, había algunas dudas visuales, como considerar el valor de 25 lo que medían aproximadamente 5 cabezas de un espermatozoide o la mitad de un flagelo. Pero salvo que se utilizara un sistema automático tipo C.A.S.A. (análisis del movimiento de los espermatozoides asistido por ordenador), suponía dotar a la técnica de un gran componente subjetivo. Y como es de suponer esto se traduce en la posibilidad de cometer error.

También ha habido cambios en los <u>valores de referencia</u>. El quinto manual establece el límite inferior de referencia para la movilidad total en 40% (38%-42%), y para la movilidad progresiva 32% (31%-34%).

Para la valoración de la movilidad, se monta el portaobjetos con 10, 6,5 u 11 µl de muestra y se cubre con el cubreobjetos, 22x22, 18x18 o 21x26. Se deja en reposo 1 minuto a 37ºC y se sitúa en microscopio de contraste de fases, atemperado a 37ºC. Se observa con el objetivo de 20x o 40x.

- o   Se intentará hacer en un área definida, para ello se imaginará un cuadrado en el centro y esa será el área de contaje; lo perfecto sería disponer de una retícula (Ilustración 3A).

- o   Cuando se cuenta un campo se debe iniciar el contaje inmediatamente, como si los espermatozoides comenzaran a moverse en ese justo momento.

- o   Primero se cuentan los espermatozoides con movilidad progresiva, luego los espermatozoides con movilidad no progresiva y por último los inmóviles, siguiendo el sentido de las agujas del reloj (Ilustración 3B).

Se debe intentar hacer el contaje con un solo golpe visual, lo que se conseguirá tras un buen adiestramiento, aunque parezca raro, esto es ideal ya que se consigue menor error que con el sistema de ir contando uno a uno.

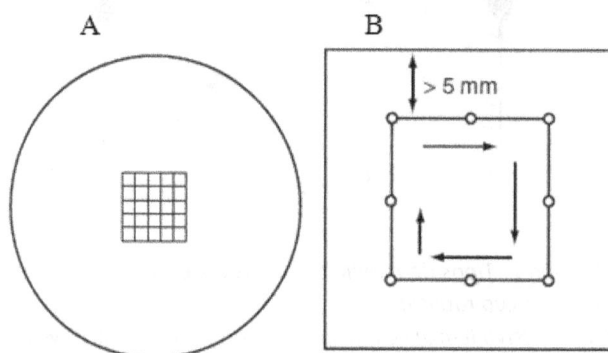

Ilustración 3. Procedimiento para facilitar el contaje de la movilidad.
A) simulación de una rejilla en el campo visual.
B) Punto de partida y trayectoria visual del contaje.

Hay que tener ciertas precauciones:

- o   Se debe contar siempre a una distancia de los bordes mayor de 5mm con objeto de prevenir artefactos. A partir de esa distancia y conforme nos acerquemos al borde, el movimiento irá disminuyendo hasta encontrar sólo espermatozoides inmóviles. (Ilustración 3B).

- o   Se debe hacer un doble contaje, para ello habrá que preparar dos portaobjetos.

- o   Al menos hay que contar 5 campos en cada uno de estos portaobjetos.

o Hay que contar al menos 200 espermatozoides por porta. Si no se consigue contando 5 campos, se deberá seguir hasta alcanzar ese número de 200.

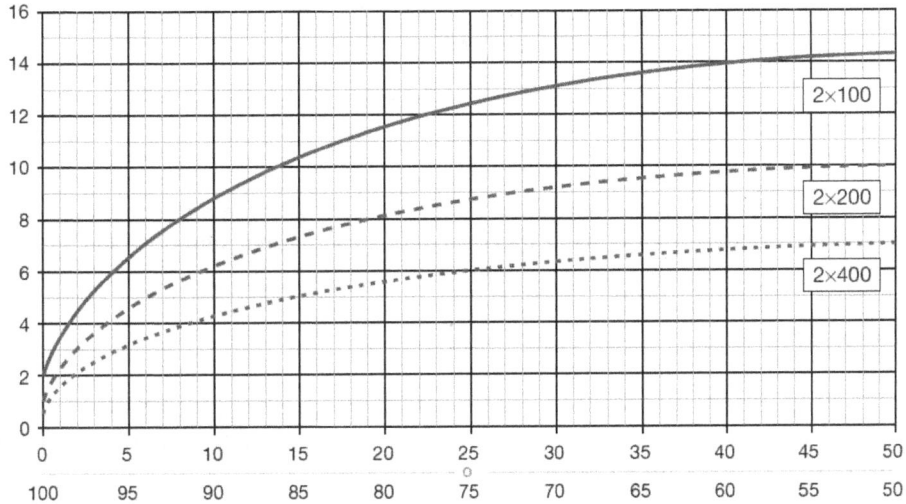

Ilustración 4. Gráfica del intervalo de confianza del 95% para dos porcentajes

MEDIA (%)	DIFERENCIA ACEPTABLE	MEDIA (%)	DIFERENCIA ACEPTABLE
0	1	66-76	9
1	2	77-83	8
2	3	84-88	7
3-4	4	89-92	6
5-7	5	93-95	5
8-11	6	96-97	4
12-16	7	98	3
17-23	8	99	2
24-34	9	100	1
35-65	10		

Tabla 3. Diferencias aceptables entre dos porcentajes, calculados a partir de dos recuentos de 200 spz (400 spz)

Posteriormente hay que evaluar los resultados utilizando la gráfica (ilustración 4) y la tabla 3 del intervalo de confianza del 95% para diferencias entre los dos porcentajes. Esto equivale al máximo error esperado entre dos contajes en el 95% de los casos cuando el único error es el atribuible al contaje. Si el error es mayor habrá que hacer dos nuevas preparaciones y empezar de nuevo.

Ejemplo de la valoración de la Movilidad:

	%PR	%NP	%IM
1ª PREPARACIÓN	28	22	50
2ª PREPARACIÓN	35	29	36
MEDIA	32	25	43
DIFERENCIA	7	7	14
VALORACION	✓	✓	NO VALIDO

La media de los espermatozoides inmóviles ente 50 y 36 es de 43% y la diferencia es de 14. Se puede apreciar que la diferencia obtenida supera la diferencia máxima admisible que es 10, por tanto, el resultado no es válido y se debe repetir todo el proceso.

Estimación del recuento

Al igual que para el estudio de la movilidad, se procederá a montar el portaobjetos con 10 µl de muestra (por ejemplo) y lo cubrimos con el cubreobjetos correspondiente, 22x22. Se deja en reposo 1 minuto a 37ºC y se sitúa en el microscopio.

Según el número de espermatozoides que se cuenten se realizará una determinada dilución (tabla 4). A veces se puede encontrar un número muy alto de espermatozoides, para lo cual está aconsejado hacer una dilución 1/50.

200x	400x	DILUCIÓN:	µl semen	µl diluyente
>404	>101	1/20	50	950
64-400	16-100	1/5	50	200
<64	<16	1/2	50	50

Tabla 4. Cálculo de la dilución necesaria según el recuento estimado

Capítulo 4

Estudio básico del espermiograma

4.1 Recuento

El protocolo de contaje en concentración se ha diseñado para contar por lo menos 400 espermatozoides, ya que cuantos más espermatozoides se cuenten menor error se comente.

Dilución para el recuento

Material necesario:

- o Pipetas de desplazamiento directo, que son las adecuadas cuando se manejan muestras de semen.

- o Pipetas automáticas normales, de aspiración por aire.

- o Medio de dilución Weigman:

    - Bicarbonato sódico   50g

    - Formol (35%)   10 ml

    - Agua   csp 1l.

La dilución se hace tomando como base el diluyente Weigman. El diluyente al estar preparado con formol inmovilizará los espermatozoides y nos permitirá contarlos más fácilmente, cosa que no ocurre con otro tipo de métodos que cuentan espermatozoides vivos. Se añade posteriormente el semen usando la pipeta de desplazamiento directo. La dilución debe estar perfectamente homogenizada, usando si es posible un agitador tipo vortex.

Todo hay que hacerlo por duplicado.

Cámara de contaje

La OMS recomienda cámaras que tengan al menos 100 micras de profundidad y que permitan el contaje con muestras fijadas, sin movimiento. Sin embargo no recomienda, lo cual no quiere decir que prohíba:

- o Cámaras de pequeño volumen, que sólo permitan contar pocos espermatozoides.
- o Cámaras llenadas por capilaridad ya que el llenado es desigual.
- o Cámaras que utilicen muestras no fijadas, o sea que cuente espermatozoides móviles.

Según todo esto, la mejor opción para la OMS es la Neubauer improved. Esta cámara cumple todos los requisitos anteriores, y es además una cámara barata, importantísimo para la OMS ya que uno de sus propósitos es la estandarización de las técnicas que propone.

La cámara esta subdividida en dos subcámaras, lo que nos va a permitir el doble de contaje de forma más rápida (ilustración 5A).

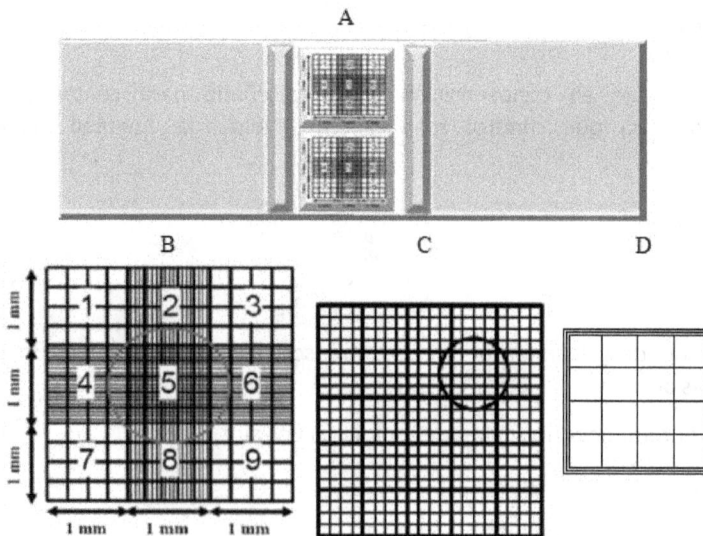

Ilustración 5. Detalles de la cámara Neubauer improved. A) Consta de dos subcámaras; B) cada subcámara tiene 9 rejillas; C) La rejilla 5 está formada por 25 cuadrados grandes; D) Cada cuadrado grande está enmarcado por una triple línea, y se divide en 16 cuadrados pequeños

Cada una de las dos subcámaras tiene 9 rejillas, cada una de las rejillas tiene 100 nl de volumen. Por tanto, el total de la cámara es de 900 nl (ilustraciones 5B). Cada rejilla está formada por cuadros que llamaremos grandes, agrupados en filas. A su vez, cada cuadro grande está dividido por una triple línea en cuadros que llamaremos pequeños. Centrándonos en la 5, ésta tiene 25 cuadros grandes y cada uno de ellos está dividido en 16 cuadros pequeños (ilustraciones 5C, 5D).

Cálculo del volumen total de una rejilla:

- o Base = Lado x Lado ; Base = 1 mm x 1 mm = 1 mm^2

- o Volumen = Base x Altura; Volumen = 1 mm^2 x 0,1 mm = 0,1 mm^3 = 100 nl

Nº DE REJILLA	Nº CUADROS GRANDES	VOLUMEN/CUADRO 100 nl/ nº cuadros g nl	Nº FILAS	VOLUMEN/FILA 100 nl/ nº filas nl
4,6	20	5	5	20
2,8	20	5	4	25
1,3,7,9	16	6,25	4	25
5	25	4	5	20

Tabla 5. Cálculo del volumen de cada unidad de rejilla

Método de recuento

- o Se ha de llenar la cámara de Neubauer improved con cada una de las dos diluciones que hemos preparado.

- o Se deja 5 minutos de reposo en cámara húmeda para que los espermatozoides se asienten.

- o Contar en la rejilla 5 hasta 200 espermatozoides. (Ilustración 6A)

- o Si no se completan los 200 espermatozoides contar en la 4, y si tampoco se completasen, seguir en la 6.

- o Contar siempre filas completas. Si se llega a 200 contar toda la fila.

- o Para diluciones al ½ seguir contando las 9 rejillas.

- o Apuntar el número de espermatozoides y las filas contados.

- o Respecto a la triple línea que separa los cuadrados grandes, se ha de tener en cuenta lo siguiente (Ilustración 6B):

  - o La línea media muestra el cuadrado relevante.

  - o Contar todos los espermatozoides que estén dentro del cuadro central.

  - o Contar cuando la cabeza cae dentro.

- o Si la cabeza está justo en la línea central, se cuentan los de la línea vertical izquierda y horizontal inferior, y no se cuentan los de la vertical derecha y horizontal superior (estos se contarán en otro recuento).

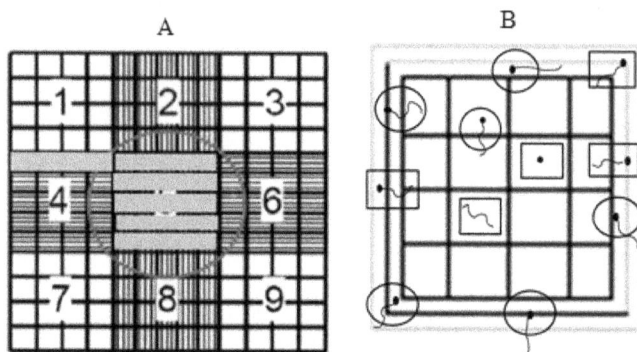

Ilustración 6. Ejemplo de recuento en cámara Neubauer improved. A) Se cuentan filas completas empezando por la rejilla 5 y siguiendo por la 4 y 6 si fuese necesario. B) Contaje de espermatozoides en uno de los cuadrados grandes: en círculo los que se cuentan en ese cuadro, y en rectángulo los que no son válidos o se cuentan en otro cuadro

Cálculos para el recuento

Evaluación de los resultados

Una vez contados al menos 200 espermatozoides en cada una de las dos cámaras debemos evaluar los resultados. Como chequeo se calcula la suma y diferencia de los dos contajes y se compara con la gráfica (ilustración 7) o tabla 6 que recoge el intervalo de confianza del 95% para diferencias entre dos contajes; que corresponde a la diferencia esperada en el 95% de muestras sólo por error estadístico de contaje. Mayores diferencias sugieren: error de dilución, de contaje, o una distribución no homogénea de espermatozoides en la dilución.

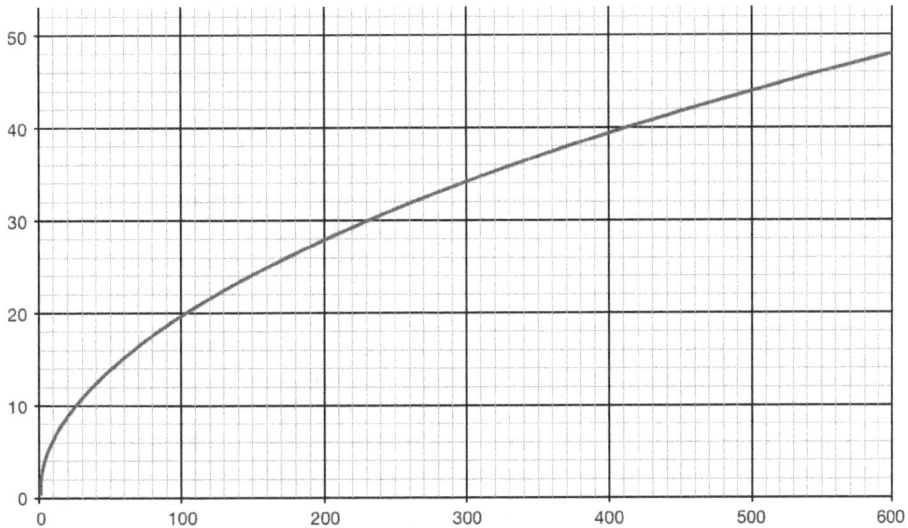

Ilustración 7. Gráfica del intervalo de confianza del 95% para dos recuentos

SUMA	DIFERENCIA ACEPTABLE	SUMA	DIFERENCIA ACEPTABLE
144-156	24	329-346	36
157-169	25	347-366	37
170-182	26	367-385	38
1083-196	27	386-406	39
197-211	28	407-426	40
212-226	29	427-448	41
227-242	30	449-470	42
243-258	31	471-492	43
259-274	32	493-515	44
275-292	33	516-538	45
293-309	34	539-562	46
310-328	35	563-587	47

Tabla 6. Diferencias aceptables entre dos porcentajes, calculados a partir de dos recuentos de 200 spz (400 spz)

Si hemos contado 400 espermatozoides totales, el límite máximo de diferencia entre los dos contajes es de 39, si la diferencia superara el límite permitido habría que empezar desde el principio, preparando dos nuevas diluciones y realizando de nuevo el doble contaje.

Cálculo final

- o Para diluciones 1/5, 1/20, 1/50, en las que se han contado las filas de los cuadros 5, 4, 6, de las dos subcámaras, se ha de tener en cuenta el volumen correspondiente de cada fila (tabla 5):

$$Concentración = \frac{N^{\underline{o}}\ spz}{N^{\underline{o}}\ filas}\ x\ \frac{1\ fila}{20\ nl}\ x\ Factor\ Dilución = C\ x\ 10^{6}\ spz/ml$$

o   Para una dilución ½, en la que se han contado las dos subcámaras:

$$Concentración = N^{\underline{o}}\ spz\ x\ \frac{1}{1800\ nl}\ x\ 2 = C\ x\ 10^{6} spz/ml$$

Expresión del resultado del recuento

El resultado final se da con dos cifras significativas: si es menor de 10 se da el número entero con un decimal; si es igual o mayor de 10 sólo se da el número entero.

El manual de la OMS establece el valor conocido como límite inferior de referencia para la concentración y para el contaje total de espermatozoides como sigue.

o   Número total: 39 millones de espermatozoides / eyaculado. (33-46).

o   Concentración: 15 millones de espermatozoides / ml (12-16).

Ejemplo para la valoración del recuento:

o   Supongamos que en la primera valoración en el microscopio a 400x, entre porta y cubre 22x22, y 10 µl de semen, se observan 170 espermatozoides.

o   Tendremos que realizar una dilución al 1/20. En la cámara de Neubauer improved contamos 205 spz en la 1ª subcámara y en la 2ª 253 spz, la diferencia máxima permitida para la suma (458) es 42, inferior a la obtenida (48); el recuento no es válido.

o   Habremos de preparar otro par de diluciones al 1/20 y volver a contar en Neubauer. Ahora en la 1ª subcámara tenemos 215 spz y en la 2ª 232 spz, la diferencia permitida para el total (447) es 41, por tanto, es válido el recuento.

o   Supongamos que hemos necesitado contar 2 filas de la rejilla 5 en la 1ª subcámara y 3 filas de la rejilla 5 en la 2ª subcámara; un total de 5 filas. Ahora tendremos que aplicar la fórmula C = (Nº spz/nº filas) x (1/20 µl) x Factor dilución.

		MÉTODO 400X			
	Porta + cubre 22x22	Neubauer improved			
MUESTRA	10 µl semen	50 µl semen + 950 µl dil. Weigman			
		1ª Dil.	2ª Dil.	3ª Dilución	4ª Dilución
RECUENTO	170 spz/campo				
1º	1ª Subcámara	205			
	2ª Subcámara		253		
	Suma	458			
	Diferencia	48			
	Valoración	No válido			
2º	1ª Subcámara			215	
	2ª Subcámara				232
	Suma			447	
	Diferencia			17	
	Valoración			Válido	
	Cálculo			$C = (447/5) \times (1/20) \times 20$ = 89 millones spz / ml	

4.1.1. Criptozoospermias y azoospermias

El nuevo manual de la OMS dedica una especial atención al análisis de la concentración espermática cuando el número de espermatozoides es extremadamente bajo.

- o Se conoce como Criptozoospermia cuando no hay espermatozoides en el eyaculado pero sí son observados tras centrifugación.

- o Y Azoospermia cuando hay ausencia de espermatozoides, incluso tras usar un método de análisis validado.

Hay que ser especialmente cuidadoso a la hora de discriminar entre criptozoospermia y azoospermia ya que la orientación terapéutica cambia radicalmente.

- o Una muestra con criptozoospermia suele ser válida para realizar la técnica de reproducción asistida ICSI.

- o Sin embargo, la única posibilidad de poder realizar esa técnica en un paciente con azoospermia es recurrir a una biopsia de testículo. Tras tratamiento de la pieza biopsiada se estudia la existencia o no de espermatozoides, que tras ser aislados nos servirán para nuestra técnica de ICSI.

En teoría sólo serían candidatas a biopsia de testículo y posterior ICSI las azoospermias obstructivas. Sin embargo la popularización de la técnica de biopsia de testículo ha demostrado que en la mayoría de azoospermias secretoras existen algunos focos de túbulos seminíferos con espermatogénesis funcional y por tanto estos pacientes son tratados como si fuera una azoospermia obstructiva.

En las azoospermias con volumen seminal muy bajo hay que descartar la existencia de una eyaculación retrógrada. En este caso los espermatozoides eyaculados en lugar de seguir la vía habitual son vertidos a la vejiga a través del orificio uretrovesical. Es importante conocerlo porque la recuperación de esos espermatozoides posibilita la realización de técnicas de reproducción asistida.

La forma de tratar la muestra va a depender de:

- o   Si sólo necesitamos saber si hay o no espermatozoides.

- o   Si tienen o no movilidad.

- o   Si la concentración exacta es requerida.

Si sólo necesitamos saber si hay o no espermatozoides

- o   Cuando el número de espermatozoides por campo sea menor de 4 (a 400x), desde un punto de vista clínico es suficiente informar: concentración <2 millones / ml.

- o   Cuando no se observen espermatozoides se ha de centrifugar la muestra:

  - o   1 ml de semen, 15 minutos a 500g de Fuerza Centrífuga Relativa (FCR). Esta última se calcula así: $FCR = 1,118 \times 10^{-5} \times R \times V^2$. Siendo R = Radio (en cm), V = Velocidad (en revoluciones por minuto).

  - o   Decantar el sobrenadante.

  - o   Resuspender el sedimento en 50 µl.

  - o   Poner 10 µl en porta y poner cubre 22x22.

  - o   Observar a 200x todo el porta (484 campos).

  - o   Si se observan espermatozoides catalogar como criptozoospermia.

  - o   Al no centrifugar toda la muestra este no es un método de cuantificación. No se excluye que pueda haber espermatozoides en el resto de la muestra.

Si tienen o no movilidad

A veces es importante saber si además los espermatozoides son móviles. Por ejemplo si los necesitamos para hacer una ICSI, en la cual sólo trabajamos con espermatozoides móviles. Al igual que en el caso anterior:

- o   Cuando el número de espermatozoides por campo sea menor de 4 (a 400x), desde un punto de vista clínico es suficiente informar: concentración <2 millones / ml.

- o   Cuando no se observen espermatozoides, en este caso no se pueden centrifugar porque podría alterar la movilidad.

  - o   Se pone 40 µl en porta y se coloca un cubre 24x50.

  - o   Hay que observar a 200 aumentos todo el porta (unos 1200 campos).

Si la concentración exacta es requerida

Podemos usar dos métodos de trabajo:

- ○ <u>Cámara Neubauer</u>, método ya descrito. Doble dilución con Weigman a ½ y contaje.

$$Concentración = Nº\ espermatozoides\ x\ \frac{1}{1800nl} * 2$$

- ○ Si se cuentan <200 spz / subcámara:

  Se ha de expresar: Resultado + Error del nº spz asociado (>5%)

  El error asociado se podrá calcular mediante la fórmula:

$$\%SE = 100\ \left(\frac{\sqrt{N}}{N}\right)$$

- ○ Si se observan >0 y <25 spz / subcámara:

  Si suponemos un error máximo admisible del 20%, sería necesario contar al menos 25 espermatozoides, lo que supondrían 27777 espermatozoides por mililitro, y esa sería la sensibilidad del método.

$$Concentración = \frac{25}{900} = 2.7\ x\ 10^{-2}millones/ml = 27777\ spz/ml$$

  Se ha de expresar: "El número de espermatozoides es demasiado bajo para poder precisar la concentración, ya que esta es menor que la sensibilidad del método empleado, que es de 27777 spz/ ml. Se informa por tanto que la concentración es menor de 27777 spz/ ml".

- ○ Si se observan 0 espermatozoides:

  El intervalo de confianza del 95% del valor 0 es 0 y 3,7, quiere esto decir que el 95% de las veces que contemos 0 el valor estará comprendido entre 0 y 3,7. El error asociado a un contaje de 3,7 es el 52%. La concentración de espermatozoides cuando se cuentan 3,7 espermatozoides por el método ya descrito es 4100 spz/ ml.

$$Concentración = \frac{3.7}{900} = 4.1\ x\ 10^{-3}millones/ml = 4100\ spz/ml$$

  Y se ha de expresar: "No se observa ningún espermatozoide en la evaluación realizada. Sin embargo el número de espermatozoides medidos (0) lleva asociado a un error de contaje alto, del 52% y un intervalo de confianza al 95% entre 0 y 3,7. Significa esto que si la muestra es analizada 100 veces, 95 veces encontraremos valores comprendidos entre 0 y 3,7 espermatozoides. Por este motivo aunque no hayamos observado ningún espermatozoide sólo podemos asegurar con una probabilidad del 95% que la concentración es menor de 4100 spz/ ml (concentración correspondiente a 3,7 spz)".

o   <u>Método de fluorescencia, en cámara Leja</u>

La cámara Leja es desechable, está dividida en dos subcámaras, cada una de las cuales tiene 100 micras de profundidad y un volumen de 25000 nl.

Procedimiento

o   Mezclar bien la muestra.

o   Preparar dos alícuotas: 1 p. semen + 1 p. dilución del fluorocromo Hoeschst 33342 en formol.

o   Llenar cada cámara del portaobjetos Leja con 25 µl de las diluciones replicadas, una réplica por cada cámara.

o   Guardar la cámara horizontalmente durante 10-15 minutos en la oscuridad a temperatura ambiente, en cámara húmeda.

o   Examinar con óptica de fluorescencia a 250x.

o   Contar al menos 200 spz en cada réplica.

o   Anotar el número de espermatozoides y campos evaluados.

Cálculo:

$$Concentración = \frac{N^{\underline{o}}\ spz}{N^{\underline{o}}\ campos} \ x \ \frac{1\ campo}{Volumen\ por\ campo} \ x\ Factor\ Dilución$$

o   Si se cuentan <200 spz / subcámara, se ha de expresar: Resultado + Error (>5%)

$$\%SE = 100\left(\frac{\sqrt{N}}{N}\right)$$

o   Si se observan >0 y <25 spz / cámara:

Si suponemos un error máximo admisible del 20%, sería necesario contar al menos 25 espermatozoides, lo que supondrían 1000 espermatozoides por mililitro, y esa sería la sensibilidad del método.

$$Concentración = \frac{25}{50000}\ x\ 2 = 1\ x\ 10^{-3} millones/ml = 1000\ spz/ml$$

Se expresará: "El número de espermatozoides es demasiado bajo para poder precisar la concentración, ya que esta es menor que la sensibilidad del método empleado, que es de 1000 spz/ ml. Se informa por tanto que la concentración es menor de 1000 spz/ ml".

- o Si se observan 0 espermatozoides:

$$Concentración = \frac{3.7}{50000} \; x \; 2 = 1.48 \; x \; 10^{-4} millones/ml = 150 \; spz/ml$$

Y se expresará: "No se observa ningún espermatozoide en la evaluación realizada. Sin embargo el número de espermatozoides medidos (0) lleva asociado un error de contaje alto, del 52% y un intervalo de confianza al 95% entre 0 y 3,7. Significa esto que si la muestra es analizada 100 veces, 95 veces encontraremos valores comprendidos entre 0 y 3,7 espermatozoides. Por este motivo aunque no hayamos observado ningún espermatozoide sólo podemos asegurar con una probabilidad del 95% que la concentración es menor de 150 spz/ ml (concentración correspondiente a 3,7 spz)".

4.2 Morfología

La clasificación de normalidad de la OMS se basa en considerar un espermatozoide normal al integrante de una subpoblación de espermatozoides potencialmente fertilizadores seleccionados naturalmente en el moco cervical.

Procedimiento para la morfología

- o Se ha de realizar por duplicado.
- o Elegir dos portaobjetos y limpiarlos vigorosamente con papel por ambos lados. Identificarlos.
- o Hacer la extensión: con otro porta hacer un ángulo de unos 45º y tocando la gota arrastrar en el sentido que marcan las flechas de la imagen. Hacerlo a una velocidad tal que se tarde aproximadamente un segundo en hacer el arrastre de la gota sobre el porta. Ilustración 8A.
- o Si la muestra es de baja concentración (<2 millones / ml.):
  - o Centrifugar a 600g durante 10 minutos.
  - o Posteriormente resuspender el pellet.
  - o Depositar de 5-10 µl de muestra bien homogenizada en el extremo del portaobjetos.
  - o Se hace la extensión de igual manera que en la Ilustración 8A.
  - o Se debe hacer constar en el informe en caso de haber centrifugado la muestra, que esta manipulación puede afectar a los resultados de la morfología.

    Es importante seguir las instrucciones precisas ya que un volumen de muestra mayor produciría una extensión con los espermatozoides menos separados dificultando la medida, y un ángulo superior a 45º produciría una extensión más fina, al igual que si se aumenta la velocidad de la extensión.

o Si la muestra es viscosa se ha de tratar la muestra según uno de los siguientes métodos:

   o Diluir una alícuota de muestra de semen con igual volumen de solución de bromelina, incubar a 37ºC durante 10 minutos.

   o O bien diluir una alícuota de entre 0,2-0,5 ml en 10 ml de solución salina, como PBS. Centrifugar a 800g durante 10 minutos. Obtener el pellet y resuspender en unos 20-40 µl.

   o Después del tratamiento, hacer una extensión usando una pipeta pasteur, tal y como se aprecia en la ilustración 8B.

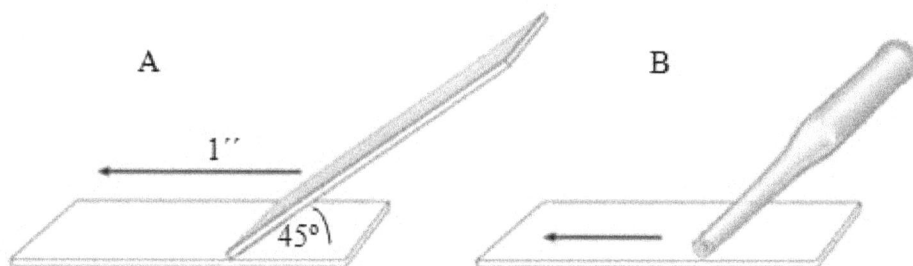

Ilustración 8. Técnica para realizar una extensión de semen. A) En muestras de viscosidad normal, se utiliza un porta a 45º para el arrastre de una gota en un segundo ; B) En muestras viscosas, previamente tratadas, se emplea una pipeta pasteur

o Secar al aire las extensiones. Se ha de ser consciente de los inconvenientes de este paso:

   o Se produce una deshidratación menor que si la fijación hubiera sido en húmedo.

   o Se produce la expansión de las cabezas de los espermatozoides inmaduros.

   o Se produce la pérdida de la gota citoplasmática osmóticamente sensible.

o Proceder a alguno de los siguientes métodos de tinción:

   o Papanicolaou.

   o Shorr.

   o Diff-Quik. Muy fácil de usar y muy usada hoy en día:

      - Solución de fijación: 15 segundos en solución de Triarilmetano en Metanol o 1 hora en Metanol al 95%.

      - Solución de tinción 1, Xanthene acidófilo: 10 segundos.

      - Solución de tinción 2, Thiazine basófilo: 2-5 segundos.

- Agua: 10-15 veces.

- Dejar secar.

o Observar al microscopio a 1000 aumentos.

o Se deben contar al menos 200 spz/porta.

Interpretación de la morfología

Un espermatozoide debe cumplir los siguientes criterios estrictos (Kruger) en cada una de sus partes para considerarse normal. Ilustración 9.

o Cabeza:

- o Forma oval.
- o Longitud 3,7-4,7 micras.
- o Anchura 2,5-3,2 micras.
- o Relación longitud/anchura 1,3-1,8.
- o Acrosómica 40-70% de la cabeza.

o Pieza intermedia:

- o Anchura <1 micra.
- o Longitud 1 y ½ cabeza.
- o Unión axial a la cabeza.
- o Gotas de restos citoplasmáticos <1/3 de la cabeza.

o Flagelo:

- o Recto o no presentar angulaciones bruscas que sugieran rotura.
- o Longitud 45 micras.

o Restos citoplasmáticos:

- o El área de los restos citoplamásticos debe ser menor a 1/3 de la cabeza.

A. Defectos cabeza

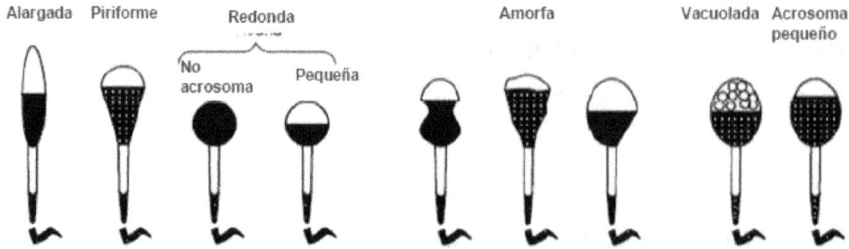

Alargada Piriforme Redonda Amorfa Vacuolada Acrosoma pequeño

No acrosoma Pequeña

B. Defectos pieza media C. Defectos Flagelo D. Defectos restos citoplasmáticos

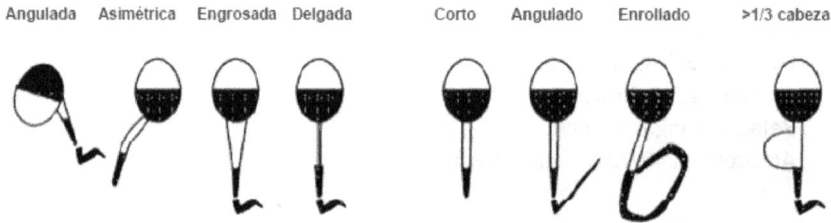

Angulada Asimétrica Engrosada Delgada Corto Angulado Enrollado >1/3 cabeza

Ilustración 9. Clasificación de los defectos morfológicos de los espermatozoides

o   Defectos especiales:

   o   Flagelos sueltos.

   o   Cabezas sueltas.

   o   Síndrome de globozoospermia: todos los flagelos carecen de acrosoma. Los espermatozoides son incapaces de fertilizar ovocitos in vivo, debió a la imposibilidad de penetrar a través de sus envolturas. Como alternativa se propone realizar la ICSI, microinyección intracitoplasmática de espermatozides, y usando inductores de la activación tales como ionóforos del calcio.

Los flagelos y cabezas sueltas no se cuentan (ilustración 6B), al igual que en la concentración, sin embargo las cabezas sin acrosoma sí estarían dentro de las anormalidades de la cabeza. No obstante, la OMS hace una apreciación sobre los defectos especiales, y es que si estas anomalías son muy abundantes si se cuentan e informan, en el caso de la globozoospermia habría que destacar este hecho, de tal forma que no pase desapercibido para el clínico.

http://bit.ly/ThJ9p0

Aquí se puede descargar el 5ª manual de la OMS (páginas 73-95: atlas de espermatozoides) y un material didáctico sobre Morfología espermática.

Valoración de la morfología

Como en técnicas anteriores, una vez obtenidos los resultados hay que evaluarlos utilizando la tabla del intervalo de confianza del 95% para diferencias de dos porcentajes. Si el error es mayor, no será necesario repetir las dos preparaciones como en el caso de la concentración, pero sí que se tendrá que repetir el contaje de ambas.

El quinto manual de la OMS establece un valor para el límite inferior de referencia para la morfología espermática del 4%.

4.3   Vitalidad

El manual de la OMS sugiere que el test de vitalidad debe hacerse de forma rutinaria en todas las muestras y considera que es obligatorio cuando la movilidad progresiva es menor del 40%.

Fundamento de las técnicas para la vitalidad

El estudio de vitalidad lo podemos realizar usando diferentes técnicas:

- o   Con colorantes supravitales: Eosina y Eosina/Nigrosina.

    Se basa en que los colorantes no pueden atravesar una membrana plasmática estructuralmente intacta, de tal forma que un espermatozoide vivo será aquel cuyo núcleo no está teñido de rojo; y en el caso de que la membrana esté estructuralmente dañada será atravesada por los colorantes, por lo que un espermatozoide muerto será aquel cuyo núcleo se tiña de rojo.

- o   Test hipoosmóticos.

    Se fundamenta en estudiar la funcionalidad de la membrana plasmática cuando está situada en el medio hipoosmolar. Cuando la membrana está funcionalmente activa no permite la salida de sustancias osmóticamente activas y compensa el desequilibrio osmótico captando agua, por lo que la membrana del espermatozoide se hincha y el flagelo se riza. Se considera pues que un espermatozoide con la membrana hinchada es un espermatozoide funcionalmente activo y por tanto vivo; sin embargo, si la membrana no está funcionalmente activa permitirá la salida de sustancias osmóticamente activas y no se hinchará, en este caso un espermatozoide se considera no funcional.

Diversos estudios (Jeyendrán, 1984; Ramirez, 1992) han demostrado que no existe un alto grado de correlación entre test colorantes y test hipoosmóticos ya que miden efectos característicos diferentes de la membrana plasmática. Por una parte los colorantes nos estarían midiendo el estado estructural de la membrana plasmática y el test hipoosmótico el estado funcional. Es por eso que el resultado del test de colorantes siempre ha de ser superior al test hipoosmótico: un espermatozooide vivo, no teñido con el colorante, podrá tener el test hipoosmótico positivo o negativo, ser funcional o no; pero un espermatozoide muerto debe tener el test hiposomótico negativo siempre.

4.3.1.   Test de los colorantes supravitales

Técnica de la Eosina

o   Solución de Eosina:

   Eosina Y............................0,67 g
   ClNa ....0,9 g
   Agua...............................100 ml

   Disolver la Eosina y ClNa en agua purificada y calentada.

o   Procedimiento de la Eosina (hacer por duplicado):

   o   Mezclar 5 µl de semen con 5 µl de la solución de eosina, en un portaobjetos.

   o   Cubrir con un cubreobjetos 22x22.

   o   Dejar la preparación 30 segundos en reposo.

   o   Observar en microscopio de contraste de fases a 400 aumentos. Contar al menos 200 spz/porta.

Técnica de la Eosina/Nigrosina

o   Solución Eosina/Nigrosina:

   Nigrosina.........................10 g
   Solución Eosina................100 ml

   Mezclar la Nigrosina con la solución Eosina, hervir, filtrar, enfriar y guardar en bote de vidrio.

o   Procedimiento de la Eosina/Nigrosina (hacer por duplicado):

   o   Se mezcla en un porta 50 µl de semen y 50 de solución Eosina/Nigrosina. Se mezclan las dos gotas y se esperan 30 segundos.

- o Se toma por capilaridad la dilución de la muestra preparada y se hace una extensión en un nuevo portaobjetos.

- o Secar las muestras y observar las extensiones a 1000 aumentos. Contar al menos 200 spz/extensión.

- o El test de de la Eosina/Nigrosina tiene dos ventajas:

- o Permite un mejor contraste de la imagen, por lo que facilita la visualización de la muestra.

- o Al usarse una extensión fijada permite guardar y reevaluar la muestra.

Interpretación

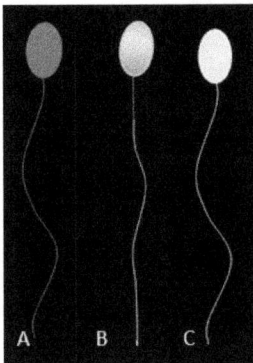

Diferenciar un espermatozoide vivo de uno muerto es bastante fácil con estas técnicas:

- o Los espermatozoides teñidos corresponden a los muertos.

- o Los no teñidos corresponde a los vivos. Si sólo se tiñe la zona del cuello o la cabeza tiene una ligera coloración rosa, se considera que el espermatozoide está vivo.

Ilustración 10. Ejemplo del test de vitalidad con Eosina/Nigrosina. A) Espermatozoide muerto, teñido; B) Espermatozoide vivo, ligeramente teñido; C) Espermatozoide vivo, sin teñir

4.3.2. Test hipoosmóticos

Técnica

- o Solución hipoosmótica: Citrato sódico y fructosa en agua.

- o Procedimiento (por duplicado):

- o Dispensar en un tubo 1 ml de la solución hipoosmótica y 0,1 ml de semen. Se mezclan y se dejan 30 minutos en estufa a 37ºC.

- o Depositar una gota de la preparación entre porta y cubreobjetos.

- o Observar en microscopio de contraste de fases a 400 aumentos. Contar al menos 200 spz/preparación.

<u>Interpretación</u>

La identificación al microscopio es relativamente fácil (ilustración 11):

    o   Se considera negativo cuando no hay hinchamiento de la membrana, con lo que el flagelo queda intacto.

    o   Si el test es positivo, espermatozoides viables, hay hinchamiento de la membrana y el flagelo se altera adoptando distintas formas en función del grado de hinchamiento.

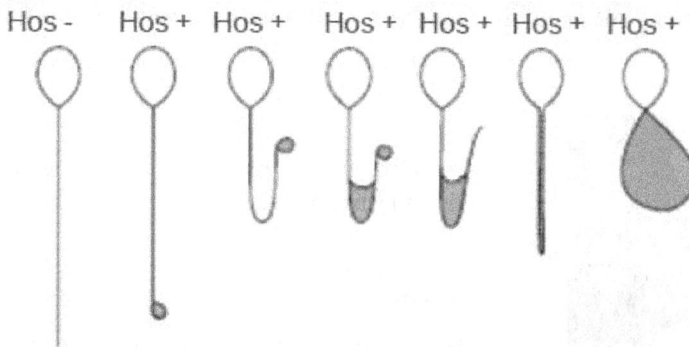

Ilustración 11. Ejemplo del test de vitalidad con Sol. Hiposmótica. El Hos(-) está intacto, muerto; los Hos (+) que tienen el flagelo encogido en distinto grado por hinchamiento, están vivos

<u>Valoración de los resultados de ambos test de vitalidad</u>

Al igual que en el recuento, se ha de evaluar el resultado de la vitalidad mediante la gráfica o tabla del intervalo de confianza del 95% para diferencias entre dos porcentajes. Si el error es mayor se deberá preparar y contar dos nuevas preparaciones.

El límite inferior de referencia que marca el nuevo manual de la OMS es del 58%.

La vitalidad puede servirnos como evaluación de los resultados de movilidad. Esto es así porque el tanto por ciento de espermatozoides viables siempre debe ser igual o superior al de espermatozoides móviles. Por ejemplo:

    o   Si el resultado de la vitalidad es del 40%, no podemos admitir como válida una movilidad del 50%, porque para ello habría que asumir que el 10% de los espermatozoides muertos se mueven.

    o   En cambio si por ejemplo el test de vitalidad es del 40% y el de movilidad del 35% será correcto, ya que esto supone que un 5% de espermatozoides vivos no se mueven, algo absolutamente coherente.

La vitalidad también puede servir para descartar problemas en la obtención de la muestra. Si el 100% de los espermatozoides son inmóviles se han de valorar los siguientes supuestos:

o Que haya habido problemas de obtención de la muestra, por el uso de detergentes o espermicidas. Descartar el que se haya usado un preservativo en la recogida.

o Que se trate de un transporte inadecuado de la muestra, bien por la temperatura o por el tiempo.

o Que sea un Síndrome de Kartagener: en este caso habría un 100% de espermatozoides inmóviles pero con resultados de vitalidad aceptables. La ausencia de la proteína Dineína incapacitaría la movilidad de los espermatozoides.

También se debe valorar clínicamente los casos de movilidad baja con resultados de vitalidad aceptables:

o Podría deberse a una Polispermia. Una elevada concentración espermática podría provocar una baja movilidad debido a un agotamiento del sustrato fructosa, importante como fuente de energía para la movilidad.

o Otras causas: estructurales, déficit enzimáticos, etc.

Si se obtiene una vitalidad y movilidad bajas.

o Podría deberse a un daño celular por peroxidación de lípidos de membrana, fenómeno que es potenciado por la presencia de leucocitos o por el envejecimiento de muestras.

El estudio de la vitalidad puede tener una utilidad terapéutica, como es el caso de la técnica ICSI. Esta técnica consiste en microinyectar un espermatozoide vivo dentro de un ovocito. En el caso de que todos los espermatozoides sean inmóviles, se podrá realizar un test hipoosmótico y seleccionar un espermatozoide hinchado que sería viable. Con una micropipeta se aspiraría y se inyectaría dentro del ovocito. Todo esto utilizando microscopio invertido con el equipo de micromanipulación adecuado.

4.4 Anticuerpos antiespermatozoides

Los anticuerpos antiespermatozoide son anticuerpos generados frente a antígenos específicos del espermatozoide. Estos antígenos no están presentes en la vida fetal en el momento del "imprinting inmunológico" ya que la espermatogénesis no se activa hasta la pubertad. Esto hace al espermatozoide una estructura desde el punto de vista antigénico extraña. Además los antígenos expresados sobre los espermatozoides maduros difieren en más de un 50% de los expresados por las espermatogonias.

Los anticuerpos antiespermatozoide tendrán relevancia clínica si están adheridos a la membrana plasmática ya que alteran su fisiología y su funcionalidad. Los antígenos presentes en plasma seminal actúan de camisa de protección inmunológica. Pero en caso de una patología sería una posibilidad de estimulación autoinmune de la cual el espermatozoide sería la víctima inocente. No es igual que estén unidos en el flagelo que en la cabeza. Aquí la capacidad fecundante se puede ver más alterada.

Mecanismos de defensa de la autoinmunidad:

- En los túbulos seminíferos, las células de Sertoli se unen entre ellas a través de unas 50 a 60 uniones, formando una barrera de defensa conocida como Barrera Hematotesticular.

  - Esta barrera aísla el comportamiento adluminal donde se encuentra el espermatozoide del compartimento basal y del contacto con células inmunocompetentes del torrente sanguíneo, evitando así el reconocimiento inmunológico del espermatozoide.

  - Además la barrera deja pasar pequeñas cantidades de antígenos espermáticos al torrente, lo que estimularía los linfocitos T supresores, induciendo un estado de tolerancia inmunológica.

- En la Rete Testis será la reducida vascularización la que contribuya a la inmunosupresión de los espermatozoides.

- La inmunosupresión a nivel epididimario estará producida por la presencia de un elevado número de linfocitos T supresores y por la producción de sustancias de cubierta inmunosupresoras que actúan a diferentes niveles.

- Por otra parte diversas sustancias producidas por la próstata y las vesículas seminales actúan como inmunosupresores.

Estas barreas y mecanismos de defensa a nivel tisular y de la vía seminal pueden ser alterados poniendo en contacto con el sistema inmunocompetente las estructuras del espermatozoide y las sustancias inmunogénicas del plasma seminal, produciéndose una autovacunación antiespermatozoide.

Varias patologías andrológicas pueden causar alteraciones de la barrera:

- Traumas.
- Intervenciones quirúrgicas.
- Necrosis, torsiones testiculares.
- Neoplasias.
- Varicoceles.
- Criptorquidias.
- Infecciones recidivantes del tracto genitourinario.
- Obstrucciones.

Una vez rota la barrera los anticuerpos producidos pueden tomar contacto con los espermatozoides alterando su funcionalidad.

El Manual sobre Análisis de semen de la OMS sigue manteniendo en su quinta edición la obligatoriedad de realizar el estudio de anticuerpos antiespermatozoides en todos los seminogramas. Además, es particularmente importante cuando encontramos aglutinaciones o movilidad baja, lo cual no quiere decir que siempre que haya aglutinaciones se corresponda con la presencia de anticuerpos antiespermatozoide.

Se considera que existe un factor inmunológico cuando más del 50% de los espermatozoides móviles de un eyaculado tienen adheridos anticuerpos antiespermatozoide.

En casos positivos se estudiarán: los isotipos presentes, la intensidad de respuesta y la localización del anticuerpo.

Hay que tener en cuenta que los niveles de respuesta inmune fluctúan, por lo que es interesante el seguimiento de los niveles de anticuerpos antiespermatozoide en el factor masculino inmunológico. Sin embargo, encontrar anticuerpos no implica necesariamente el factor inmunológico. Para ello hay que demostrar que existe una alteración funcional mediante pruebas funcionales.

En un eyaculado con anticuerpos antiespermatozoide generalmente hay anticuerpos de los isotipos inmunoglobulinas G o inmunoglobulinas A. Los anticuerpos inmunoglobulinas M no suelen encontrarse debido a su gran tamaño. Cuando se encuentran inmunoglobulinas A lo normal es que estén acompañadas por inmunoglobulinas G, siendo las inmunoglobulinas A las que tienen una mayor importancia clínica. Habitualmente se suelen usar técnicas que detectan los anticuerpos inmunoglobulinas G como cribaje poblacional y en caso positivo se debe estudiar la presencia de anticuerpos inmunoglobulinas A.

La importancia clínica de los anticuerpos antiespermatozoide dependerá también de su localización a lo largo de la membrana plasmática.

- o La alteración funcional más grave se produce cuando se fijan a nivel de la cabeza o de la pieza intermedia, alterándose los procesos de capacitación espermática.
- o Cuando se fijan en el flagelo se producirán alteraciones de la movilidad.
- o Por último, no tienen ninguna relevancia clínica y por tanto no deben ser considerados los anticuerpos adheridos a la punta del flagelo.

Fundamento de las técnicas para anticuerpos antiespermatozooides

Las técnicas para la detección de anticuerpos antiespermatozoide se basan en una reacción de aglutinación de los anticuerpos con esferas recubiertas de anticuerpos antiinmunoglobulinas. Se basan en medir el % de espermatozoides móviles que tienen adheridos anticuerpos y por tanto esferas en su superficie.

Permiten caracterizar los isotipos presentes así como cuantificar la respuesta inmunológica. Sin embargo el hecho de medir solamente sobre espermatozoides móviles, hace que en casos de Astenozoospermia elevada y Necrozoospermia no tengan ninguna utilidad y por tanto sean inútiles para detectar un factor inmunológico masculino.

Las técnicas más usadas son:

- o Test Inmunobead o IB test.
- o Reacción mixta de antiinmunoglobulinas o MAR test.

Las dos técnicas pueden ser utilizadas como:

o Test directos que nos permiten la detección de anticuerpos antiespermatozoide adheridos a espermatozoides, o

o Test indirectos para la detección de anticuerpos antiespermatozoide en fluidos como líquido seminal, suero, fluido cervical.

Vamos a desarrollar los test directos por ser los de primera elección, y con mayor detalle los M.A.R. test directos por ser los más implantados.

o IB TEST DIRECTO

o Utiliza semen lavado.

o Emplea una matriz de poliacrilamida.

o Nos permite detectar IgG e IgA tanto de origen secretor como no secretor.

o Nos dará más información que el Mar test al no interferir el líquido seminal.

En esta técnica los anticuerpos antiespermatozoide se pondrán en evidencia en caso de existir porque se unirán a ellos antiinmunoglobulinas G o A fijados a las esferas de poliacrilamida y por tanto se observan los espermatozoides móviles con las esferas adheridas.

o M.A.R. TEST DIRECTO

o Se emplea semen completo.

o Es un test rápido, fácil y sensible.

o Permite detectar los isotipos IgG e IgA de origen secretor.

o Nos da menos información que el test inmunobead al no haberse eliminado el líquido seminal.

Para identificar la presencia de anticuerpos fijados en espermatozoides se añadirán esferas de látex a las que se une Inmunoglobulinas, del isotipo G o A. Posteriormente se añadirán anticuerpos antiinmunoglobulinas, frente a los del isotipo G o A. Si hay anticuerpos antiespermatozoide fijados, formarán un complejo de unión con éstos y con las esferas de látex unidas a inmunoglobulinas. Por lo tanto el espermatozoide fijará bolitas de látex sólo si tiene anticuerpos adheridos.

Procedimiento del M.A.R. test directo

En portaobjetos y por duplicado poner.

o 3,5 µl de semen completo y 3,5 µl de esferas revestidas con IgG (o IgA humana).

o Mezclar.

o Añadir 3,5 µl de antisuero frente a IgG (o IgA humana).

- ○ Mezclar y cubrir con cubre 22x22.

- ○ Mantener 3 minutos en cámara húmeda.

- ○ Realizar la observación microscópica a 400x utilizando contraste de fases. Contar al menos 200 espermatozoides en cada portaobjetos.

- ○ Realizar la observación en cámara húmeda:

  - ○ 1ª medida, a los 3 minutos. Si el 100% de los espermatozoides móviles presentan esferas unidas no hacer más observaciones.

  - ○ 2ª medida, a los 10 minutos. Valorar el porcentaje de los espermatozoides móviles con esferas unidas. Si los espermatozoides se hubieran vuelto inmóviles a los 10 minutos considerar como válida la medida a los 3 minutos.

Interpretación del M.A.R. test directo

- ○ Se considera un espermatozoide positivo, con anticuerpos en su superficie, si es móvil y tiene esferas adheridas.

- ○ Si no hay anticuerpos en las membranas de los espermatozoides móviles, éstos nadarán libremente entre las partículas.

- ○ Anotar el lugar de unión: cabeza, parte intermedia o flagelo.

- ○ Ignorar si las esferas están unidas en la punta del flagelo.

- ○ Calcular el porcentaje de cada preparación.

Como en todas las técnicas se debe realizar la evaluación de resultados mediante el cálculo del intervalo de confianza del 95% para diferencias de dos porcentajes. Si el error es mayor se debe prepara y contar dos nuevas preparaciones de la muestra.

Valores normales del M.A.R. test directo

El nuevo manual sigue sin dar unos valores normales, entendiendo por ellos unos realizados estudiando una población de varones fértiles. Aunque se mantiene el valor de consenso del 50% como valor indicativo. Esto es así porque hay estudios que demuestran que la penetración de espermatozoides en moco cervical y fertilización in vivo tiende a no correlacionar cuando los valores de anticuerpos antiespermatozoides son iguales o superiores a 50%.

4.5 Otras células

Además de espermatozoides, el eyaculado contiene otras células:

- o Células epiteliales.

- o Células redondas, una terminología que agrupa a leucocitos y células de la espermatogénesis. Un número alto de estas células puede ser indicativo de procesos inflamatorios o alguna patología o alteración a nivel testicular.

Como procedimiento estándar se debería hacer de forma rutinaria el contaje de células redondas. Si el número supera la concentración de un millón por mililitro debería investigarse la presencia de leucocitos por alguno de los métodos establecidos.

Para calcular la concentración de estas células podríamos recurrir al método ya visto, doble dilución y medida en cámara de Neubauer improved. Se haría a la par que se realiza el contaje de los espermatozoides para la medida de la concentración espermática. Sin embargo este método no es muy apropiado, ya que salvo que haya una alta concentración de células redondas las diluciones empleadas suelen ser demasiado altas como para poder realizar una medida fiable, que recordemos pasa por contar al menos 400 elementos para obtener un error que no supere el 5%.

Por tanto, la forma más adecuada para calcular la concentración de células redondas es usando las extensiones teñidas para la realización de la morfología espermática. A la vez que se hace la morfología se anotará el número de células redondas visualizadas y se aplicará la siguiente fórmula:

$$Concentración = \frac{Concentración\ spz\ x\ N^{\circ}\ células\ redondas}{400} = millones/ml$$

- o Si se cuentan menos de 400 células redondas el error es superior al 5%, y aparte del resultado hay que informar el error asociado al nº de espermatozoides contados.

- o Si se cuentan menos de 25 células redondas, el error es superior al 20%, que recordemos se consideraba el error máximo permitido para poder dar un resultado respetable. Por lo tanto, el resultado se debería acompañar con el comentario de que el número de células redondas contadas es demasiado pequeño para poder asegurar esa concentración.

Ejemplo

- o Supongamos que en una de las preparaciones Diff-Quik, a la vez que vamos contando la morfología, contamos 16 células redondas por cada 200 espermatozoides. En la otra preparación, contamos 19 células redondas por cada 200 espermatozoides. En total habremos contado 35 células redondas por 400 espermazotoides.

- o Para un contaje de 35 células la diferencia máxima permitida es de unos 10, en nuestro caso es 3. Luego el resultado será apto. Si no lo fuera tendríamos que recontar de nuevo las dos preparaciones.

- Aplicando estos datos a la fórmula ya conocida, obtendremos una cifra de 7,79 millones/ ml. El resultado no debe tener más de dos cifras significativas, por lo tanto informaremos 7,8 millones de células redondas / ml.

- Pero no hemos contado 400 células redondas sino 35, con lo que el error será mayor del 5% y deberemos informarlo, el error será del 17%.

- El informe final será millones células redondas / ml, con un error del 13%.

- Se ha de tener en cuenta que al superar el millón por mililitro debe ser investigada la presencia de leucocitos por alguno de los métodos válidos, como el test de la peroxidasa.

EXTENSIÓN EN PORTA Y TINCIÓN DIFF-QUIK. 1000X		
RECUENTO	Células Redondas	Espermatozoides
1ª preparación	16	200
2ª preparación	19	200
Suma	35	400
Diferencia	3	
Valoración	APTO	
Cálculo	C= (C spz x Nº Células Redondas)/400	
	C = (89 x 35)/400	
	C = 7,8 millones Células Redondas/ ml	
Error	%SE = 100 ($\sqrt{N}/N$)	
	%SE = 100 ($\sqrt{35}/35$) = 17%	

4.5.1. Leucocitos

Los leucocitos, principalmente polimorfonucleares, están presentes en la mayoría de eyaculados. Un número alto se asocia con posible infección y pobre calidad espermática. El posible daño que producen en espermatozoides depende del número de leucocitos y de la relación entre el número de leucocitos y espermatozoides. Los leucocitos producen un ataque oxidativo alterando la movilidad de los espermatozoides y la integridad del DNA.

Procedimientos

- Tinción de Papanicolaou: se pueden diferenciar los leucocitos de las células de la espermatogénesis, espermçatidas y espermatocitos. Pero la diferenciación no siempre es fácil, además la mayoría de laboratorios no disponen de esta técnica de tinción que es mucho más compleja que el diff quik.

- Tinción con anticuerpos frente a antígenos CD 45 de los leucocitos.

- Test de la Peroxidasa. Es la usada mayoritariamente.

Test de la Peroxidasa

- ○ Fundamento

  Las peroxidasas del leucocito polimorfonuclear reaccionan con el agua oxigenada de la solución de trabajo desprendiendo oxígeno que reacciona a su vez con la ortotoluidina, oxidándola y haciendo que adquiera el tono marrón.

- ○ Limitaciones

  - ○ No se tiñen leucocitos polimorfonucleares que estén activados y hayan liberado sus grándulos de peroxidasa.

  - ○ No se tiñen linfocitos, macrófagos o monocitos ya que no contienen gránulos de peroxidasa.

- ○ Técnica

  - ○ Hay que preparar cuatro soluciones:

    1ª.NH$_4$Cl .... 250 g/ L
    2ª Na$_2$EDTA........................... 50 g/ L en PBS
    3ª Orto-toluidina .... 0,25 mg/ ml
    4ª H$_2$O$_2$ 30%

  - ○ Con estas cuatro soluciones se prepara la Solución de trabajo:

    1 ml de la Solución 1ª
    1 ml de la Solución 2ª
    9 ml de la Solución 3ª
    1 gota de la Solución 4ª

  - ○ A 0,9 ml de la Solución de trabajo se añade 0,1 ml de semen. Realizar por duplicado.

  - ○ Agitar 2 minutos.

  - ○ Dejar 20-30 minutos a temperatura ambiente.

  - ○ Agitar y proceder al recuento.

El recuento se hace en cámara de Neubauer, de forma similar a la concentración espermática. Al menos hay que contar 200 células peroxidasa positivas en cada subcámara, para lo cual se contarán el número de rejillas completas necesarias. Después se evaluarán los resultados mediante gráfica del intervalo de confianza al 95% para diferencia entre dos contajes. Por último se calculará la concentración según la fórmula:

$$Concentración = \frac{N^{\circ} PMN}{N^{\circ} rejillas} \ x \ \frac{1 \, rejilla}{100 \, nl} \, x \, 10 = C \, x \, 10^6 PMN/ml$$

El resultado se dará con dos cifras significativas, por ejemplo si obtenemos 2,74 lo redondearemos a 2,8.Si se cuentan menos de 400 células el error será superior al 5% y junto al resultado habrá que informar el error asociado al número de células contadas.

Para calcular la sensibilidad del método, suponiendo un error máximo admisible del 20%, la sensibilidad sería 138888 PMN / ml

$$Concentración = \frac{N^{\circ} PMN}{18} \; x \; \frac{1 \, rejilla}{100 \, nl} \, x \, 10 = 13.8 \, x \, 10^{-2} \, mill/ml = 138888 \, /ml$$

Si se observa algún leucocito pero menos de 25, se expresará: "El número de leucocitos es demasiado bajo para poder precisar la concentración, ya que ésta es menor que la sensibilidad del método, que es de 138888 PMN/ ml. Se informa por tanto que la concentración es menor de 138888 PMN/ ml."

Ejemplo

- ○ Supongamos que al realizar por duplicado el contaje obtenemos en una subcámara completa 102 leucocitos en las 9 rejillas, y en la segunda 119 leucocitos también en las 9 rejillas.

- ○ Al haber contado 221 leucocitos deberíamos obtener una diferencia máxima de unos 29, en nuestro caso la diferencia es de 17, por lo tanto nuestros resultados serán válidos.

- ○ Al aplicar la fórmula obtenemos 1,23, e informaremos sólo dos cifras significativas: 1,2 millones leucocitos/ ml.

- ○ Puesto que hemos contado <400 leucocitos se ha de informar el error, que sería 7%, así el informe sería: C (leucocitos) = 1,7 millones / ml (error 7%).

	NEUBAUER IMPROVED 400X	
MUESTRA	0,1 ml semen + 0,9 ml Sol Peroxidasa	0,1 ml semen + 0,9 ml Sol Peroxidasa
RECUENTO LEUCOCITOS	1ª PREPARACIÓN	2ª PREPARACIÓN
1ª Subcámara	102	
2ª Subcámara		119
Suma	221	
Diferencia	17	
Valoración	Apto	
Cálculo	C = (Nº PMN/ Nº rejillas) x (1/100) x Factor Dil C = (221/18) x (1/100) x 10 C = 1,2 millones PMN / ml	
Error	%SE = 100 ($\sqrt{N}/N$) %SE = 100 ($\sqrt{221}/221$) = 7%	

o   Valores de referencia

El manual no establece unos valores de referencia con la población de estudio de este manual, es decir, en parejas que han quedado gestantes en el plazo de un año o menos. Mientras no existan estudios, se mantiene el valor de referencia de 1 millón de leucocitos por mililitro.

4.5.2.   Células de la espermatogénesis inmaduras

Generalmente en semen se encuentran: espermátides redondas, espermatocitos, y raramente espermatogonias. Un recuento alto de este tipo de células indicaría desórdenes en la espermatogénesis.

Procedimientos

o   Tinción de Papanicolau. Las espermátides y espermatocitos se pueden diferenciar de los leucocitos mediante la tinción de Papanicolau en función de la coloración adquirida, forma y tamaño del núcleo. Sin embargo, cuando los leucocitos degeneran en procesos inflamatorios resulta difícil diferenciarlos mediante esta técnica. Imagen,

o   Test de la peroxidasa.

o   Test de anticuerpos frente a antígenos CD 45 de los leucocitos.

Estas dos últimas técnicas son una aproximación, ya que habría que asumir que las células que no son leucocitos polimormonucleares son células germinales.

o   Tinciones específicas del acrosoma (con lectinas o anticuerpos específicos). Tiñen el acrosoma que comienza a desarrollarse en las espermátides.

El tamaño nuclear también ayuda a la identificación:

o   Espermatogonia-8 micras

o   Espermatocito-10 micras

o   Espermátida-5 micras.

Sin embargo, esto sólo sirve de referencia porque la degeneración o los periodos de división afectan estos tamaños.

http://bit.ly/ThJ9p0

Aquí se puede descargar el 5ª manual de la OMS (páginas 97-99: atlas de células).

Capítulo 5

Pruebas analítico-clínicas de segunda intención

5.1 Caracteres funcionales de los espermatozoides

5.1.1. Prueba de interacción moco cervical-esperma

Estas pruebas permiten apreciar la aptitud de los espermatozoides para migrar en el moco y además, son esenciales en la evaluación de la calidad funcional de los espermatozoides. La prueba de Hühner es un examen solicitado sistemática y precozmente en el estudio de la subfertilidad de la pareja.

A) Prueba de Hühner o prueba poscoital

Se trata de una prueba simple, no invasiva y barata. Aporta información sobre la calidad del moco cervical consecuencia de la secreción de estrógenos y de la calidad del movimiento flagelar de los espermatozoides. Las anomalías en la interacción moco-esperma son responsables del 5 al 15% de los casos de infertilidad.

Se hace en el período preovulatorio. Para un ciclo de 28 días, se recomienda practicarla al decimotercer día. Los pacientes tienen que tener una relación sexual de 2 a 18 horas antes del examen. La paciente no tiene que hacer la limpieza íntima antes de ir al laboratorio. La primera etapa de este examen consiste en apreciar la calidad del moco cervical por el estudio de su volumen, su viscosidad, su filancia, su cristalización y su celularidad.

El estudio de estos parámetros permite establecer un índice, el índice de Insler (*Insler score*).

- o   Si el índice de Insler es superior a 10, el moco es de buena calidad, de tipo ovular.

- o   Si es inferior a 10, el moco no es de tipo ovular.

La prueba es considerada como:

- o   Positiva si existen más de 10 espermatozoides móviles por campo con un aumento de 400.

- o   Si la prueba es negativa (<10 spz/campo), puede tratarse o de un moco inadecuado o de una patología espermática (disquinesia flagelar).

  - o   En caso de negatividad de la prueba por problema del moco, debe repetirse cuando mejore, o después de tratamiento antibiótico si había infección o, lo más frecuentemente, después de tratamiento estrogénico.

  - o   Si la prueba es negativa y el moco es de buena calidad, se solicita una prueba de penetración cruzada in vitro.

B) Prueba de penetración cruzada in vitro

Exige diferentes materiales biológicos: moco cervical de la mujer, esperma del marido, esperma testigo y moco testigo. Consiste en poner en contacto el moco de la mujer con el esperma de su pareja, los espermatozoides del paciente con un moco testigo y el moco de la paciente con el esperma testigo. Esta prueba también se realiza lo más próximo posible a la ovulación. Evalúa la calidad y la cantidad de espermatozoides que ha penetrado en los diferentes mocos. La interpretación de esta prueba es a veces difícil cuando existe participación del moco y de los espermatozoides, en los defectos de migración.

Permite ver si se trata de un problema de moco o un problema de espermatozoides.

- o   Si los espermatozoides probados no penetran ni en el moco de su pareja, ni en el moco testigo, mientras que el esperma testigo sí penetra en el moco testigo, se trata de un problema espermático.

- o   Si al contrario, el esperma probado penetra en el moco testigo y no en el moco probado y el esperma testigo no penetra tampoco en el moco probado, se trata de un problema de moco.

5.1.2. *Análisis del movimiento de los espermatozoides asistido por ordenador (C.A.S.A.)*

El objetivo es poner de manifiesto las anomalías del movimiento difícilmente visibles en la observación microscópica simple. Se puede solicitar el caso de prueba de Hühner y prueba de penetración cruzada negativas por causa espermática, en caso de sospecha de anomalía del movimiento en el espermiograma (como por ejemplo presencia de espermatozoides de migración deslizante).

Un espermatozoide presenta habitualmente un movimiento sinusoidal y su trayecto se caracterizada por bastantes parámetros (Ilustración 12):

o Amplitud del giro lateral de la cabeza respeto a la pieza intermedia (ALH);

o Velocidad de progresión lineal en µm/s (VSL): velocidad media del desplazamiento según una línea recta trazada entre la primera y la última posición detectada de la cabeza;

o Velocidad curvilínea en µm/s (VCL): velocidad media del desplazamiento de la cabeza a lo largo de su trayectoria real, tal como se ve en dos dimensiones en el microscopio;

o Velocidad según el trayecto medio en µm/s (VAP): velocidad media de desplazamiento de la cabeza siguiendo el trayecto medio;

o Linealidad del trayecto igual a la relación VSL/VCL.

o Media del desplazamiento angular (grados), MAD. La media de los valores del ángulo de giro instantáneo de la cabeza de los espermatozoides a lo largo de su trayectoria curvilínea.

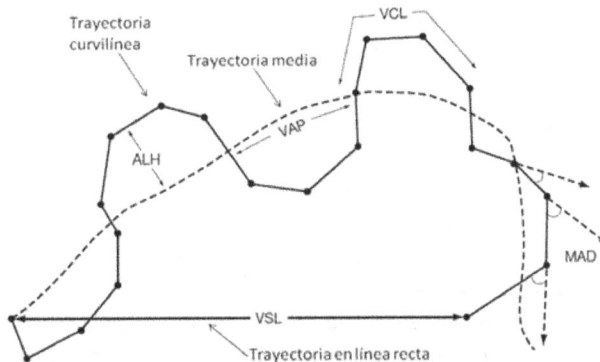

Ilustración 12. Parámetros de la trayectoria del espermatozoide, medidos por ordenador.
ALH: amplitud del giro lateral de la cabeza respeto a la pieza intermedia.
MAD: media del desplazamiento angular.
VAP: velocidad según el trayecto medio. VCL: velocidad curvilínea.
VSL: velocidad de progresión lineal.

Aquí se puede ver un vídeo demostrativo del análisis del movimiento asistido por ordenador:

http://www.micropticsl.com/esp/productos/analisis_esperma_sca_video03.html

5.1.3.   Estudio de la reacción acrosómica

Este examen se practica en muy pocos laboratorios. Los espermatozoides capacitados tienen que ser capaces de efectuar la reacción acrosómica con el fin de penetrar en los ovocitos. Parece bien demostrado que el resultado de la fecundación in vitro (FIV) está correlacionado con la tasa de reacción acrosómica y que un fracaso de FIV puede ser debido a la ausencia de reacción acrosómica. Así, una tasa de reacción acrosómica inducida inferior o igual al 5% sería predictiva de una tasa débil de fecundación.

Este examen se solicita en el caso de presencia en el espermiocitograma de un porcentaje importante de anomalías del acrosoma o después de un fracaso de la FIV.

5.1.4.   Prueba de fecundidad heteroespecífica

Permite estudiar, por una parte, la interacción entre las membranas ovocitarias y la membrana del espermatozoide y por otra parte, la aptitud de los espermatozoides para desarticular su núcleo después de su penetración en un citoplasma ovocitario. Se hace con ovocitos de hámster depelucidados, ya que la pelúcida es una barrera interespecies. Es de realización delicada y sólo se hace en algunos laboratorios de Biología de la Reproducción.

Se valoran las cabezas expandidas por ser indicativas de que el núcleo del espermatozide, que estaba muy contraído en el momento de entrar en el ovocito, ha conseguido entrar en él, ha desaparecido la membrana nuclear del espermatozoide, se ha descondensado la cromatina y expandido el núcleo dentro del ovocito. La prueba es positiva si se observa la presencia de una o más cabezas expandidas en más del 10% de los ovocitos.

Cuando el porcentaje es nulo, las probabilidades de conseguir embriones en FIV convencional son muy débiles; en estos casos está indicada la inyección intracitoplásmica de espermatozoides. Concretamente cuando se quiere realizar una inseminación artificial y en el espermiograma se han hallado numerosas anomalías de la cabeza de los espermatozoides (anomalías del acrosoma, base disminuida) y la prueba de fecundidad heteroespecífica ha sido negativa, se evita un fracaso de fijación en la FIV convencional y se realiza en su lugar la prueba ICSI.

5.1.5.   Pruebas para explorar la calidad del núcleo espermático

El fenómeno de condensación o compactación del núcleo se desarrolla en la maduración del espermatozoide, al final de la espermiogénesis y durante el tránsito epididimario. El estado de condensación y estabilidad del núcleo puede ser apreciado por diferentes métodos. En el eyaculado humano, los espermatozoides forman una población muy heterogénea que presenta niveles diferentes de madurez nuclear.

La coloración por el azul de anilina permite evaluar el grado de condensación de la cromatina. Desde hace poco tiempo, hay pruebas que estudian el grado de fragmentación del ADN de los espermatozoides. Ciertos equipos consideran que estas pruebas tienen un valor pronóstico con respecto a los resultados de la asistencia médica a la procreación.

5.1.6. *Estudio por microcopia electrónica de los espermatozoides*

Permite confirmar las anomalías constitucionales de los espermatozoides, como es el caso de las disquinesias flagelares. Confirma, por ejemplo, las anomalías del axomena de los espermatozoides (ausencia de brazos de dineina, ausencia de los túbulos centrales, anomalías de la vaina fibrosa...) o las ausencias de capa posacrosómica. Este examen se efectúa en laboratorios especializados equipados con un microscopio electrónico.

5.2 Bioquímica seminal

5.2.1. *Elección de los marcadores bioquímicos*

La elección de los marcadores bioquímicos se basa, no en su papel o interés

fisiológico, sino únicamente en que sea producido específicamente mediante una de las glándulas anexas o una zona muy determinada del tracto genital masculino. Permiten realizar una verdadera cartografía anatómica del aparato genital.

Es posible, en efecto, localizar una afección del tracto genital en función de la disminución de un determinado marcador, teniendo en cuenta que:

o   Cada glándula posee su marcador específico. Tabla 7.

o   Si una glándula está afectada, hay disminución de la concentración de su marcador.

o   Esta disminución no es compensada porque no hay mecanismos de regulación homeostásica, como para la glucemia.

o   Si hay obstrucción al nivel del tracto, las secreciones de las glándulas situadas más arriba no se pueden evacuar y se observará una disminución del marcador correspondiente.

Las indicaciones más frecuentes de la bioquímica seminal son:

o   Una azoospermia;
o   Una oligozoospermia;
o   Un volumen pequeño;
o   Una infección genital;
o   Una disminución de la movilidad (< al 20%);
o   Otros: viscosidad anormal, preparación de esperma para FIV o ICS.

PRÓSTATA	EPIDÍDIMO	VESÍCULAS SEMINALES
o Citrato	o α-1,4 Glucosidasa neutra	o Fructosa
o Zinc	o L-Carnitina	
o Fosfatasa Ácida		

Tabla 7. Origen glandular de los parámetros bioquímicos del plasma seminal

5.2.2. Determinación de marcadores bioquímicos

A) Obtención del plasma seminal

Después de analizar el semen se toma una alícuota de la muestra que nos quede y se procede a la centrifugación: durante 10 minutos a 1000g de Fuerza Centrífuga Relativa (FCR = 1,118 x 10^{-5} x R [cm] x V^2 [rpm]). Posteriormente se decanta el plasma seminal del sobrenadante y se conserva congelado a -20ºC hasta su procesamiento.

B) Pretratamiento del plasma seminal

Es largo y meticuloso.

- o Para la determinación de la L-carnitina hay dos posibilidades: o se realiza previamente la desproteinización con ácido perclórico, seguida de una neutralización, o bien se realiza una desproteinización por paso a través de membrana de filtración MilliporeTM, que elimina las proteínas del plasma seminal.

- o Para la determinación de la fructosa y el citrato se realiza una desproteinización seguida de una neutralización.

- o La determinación del zinc, de las fosfatasas ácidas, de laα-1,4 glucosidasa se realiza directamente en el plasma seminal o después de simple dilución en NaCl 0,15 M.

C) Técnica UV a 340nm

La cuantificación de los tres sustratos, carnitina, fructosa y citrato, se basa en el mismo principio cuando se realiza a 340 nm. El parámetro a determinar es el primer sustrato de una cascada de reacciones enzimáticas a 37 °C, es pues el parámetro limitante. La última reacción es la reacción indicadora, que acaba en la formación o el consumo de NADH$_2$ o a NADPH$_2$, que se mide por la variación a punto final de la absorbancia por espectrofotometría UV a 340 nm. La detección se desarrolla en 2 tiempos:

- o Se incuba en primer lugar el plasma seminal con el reactivo 1 que contiene el tampón de reacción, los sustratos anexos necesarios y las diferentes enzimas de la cascada, excepto la primera enzima.

- o Luego se añade el reactivo 2, reactivo desencadenante, conteniendo la primera enzima que inicia la cascada de reacciones. Se efectúa la medida al final de la reacción, cuando se agota el sustrato inicial.

o L-Carnitina. El reactivo desencadenante es la carnitina acetil transferasa. Ilustración 13.

o Fructosa. El estuche comercial utilizado está concebido para analizar al mismo tiempo la fructosa y la glucosa. El esperma contiene poca glucosa, pero sin embargo hay que eliminar esta interferencia. Ilustración 14.

  - Con ese fin, el primer reactivo contiene la hexocinasa y la glucosa-6-fosfato deshidrogenasa que realiza la totalidad de la cascada enzimática de la glucosa, mientras sólo la fructosa es transformada en fructosa-6-fosfato.

  - La primera medida efectuada tiene en cuenta la formación de NADH2 debida específicamente a la presencia de glucosa.

  - Luego la fosfoglucosa isomerasa, contenida en el segundo reactivo, da lugar a la continuación de la determinación específica de la fructosa.

    Así, por diferencia entre las dos medidas de absorbancia, se consigue la cuantificación de la fructosa.

o Citrato. La técnica es parecida a la de la carnitina, con un reactivo que activa la citrato liasa. Ilustración 15.

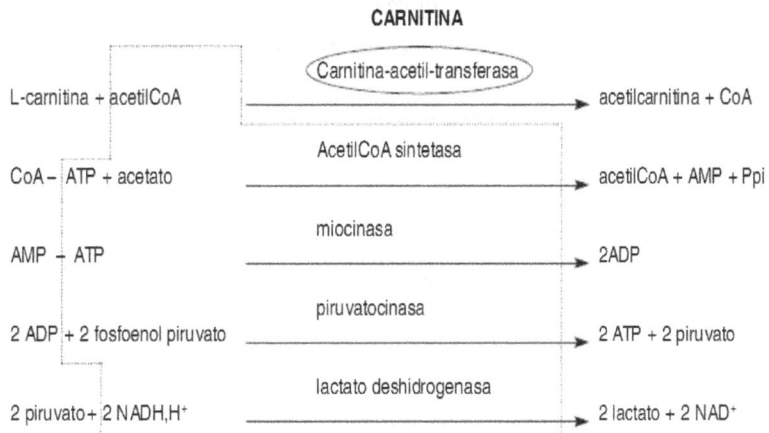

CARNITINA

L-carnitina + acetilCoA — Carnitina-acetil-transferasa → acetilcarnitina + CoA

CoA – ATP + acetato — AcetilCoA sintetasa → acetilCoA + AMP + Ppi

AMP – ATP — miocinasa → 2ADP

2 ADP + 2 fosfoenol piruvato — piruvatocinasa → 2 ATP + 2 piruvato

2 piruvato + 2 NADH,H⁺ — lactato deshidrogenasa → 2 lactato + 2 NAD⁺

Ilustración13. Técnica de cinética enzimática para la determinación de la L-carnitina en plasma seminal

FRUCTOSA

1.ᵉʳ tiempo

D-glucosa – ATP $\xrightarrow{\text{hexocinasa}}$ glucosa-6-fosfato + ADP

D-fructosa – ATP $\xrightarrow{\text{hexocinasa}}$ fructosa-6-fosfato + ADP

Glucosa-6-fosfato + NADP $\xrightarrow{\text{Glucosa-6-fosfato deshidrogenasa}}$ 6-fosfogluconato + NADH + H⁺

2.º tiempo

fructosa-6-fosfato $\xrightarrow{\text{fosfoglucosa isomerasa}}$ glucosa-6-fosfato

glucosa-6-fosfato + NADP⁺ $\xrightarrow{\text{Glucosa-6-fosfato deshidrogenasa}}$ 6-fosfogluconato + NADF + H⁺

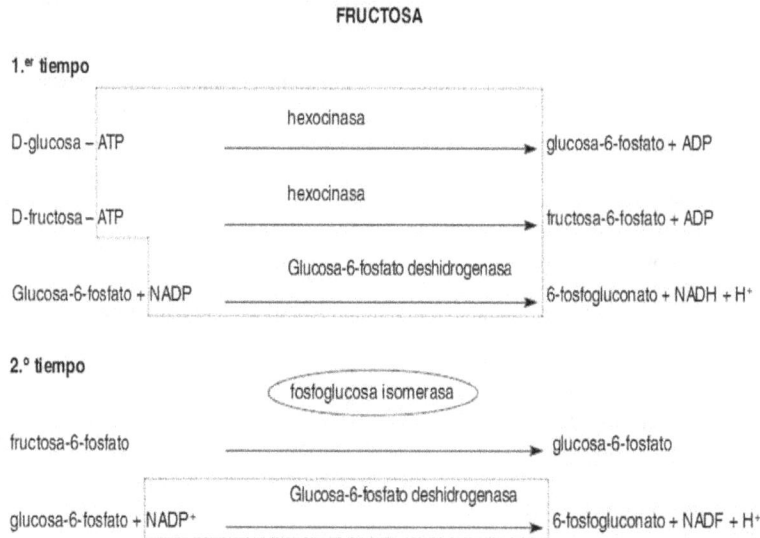

Ilustración14. Técnica de cinética enzimática para la determinación de la fructosa en el plasma seminal

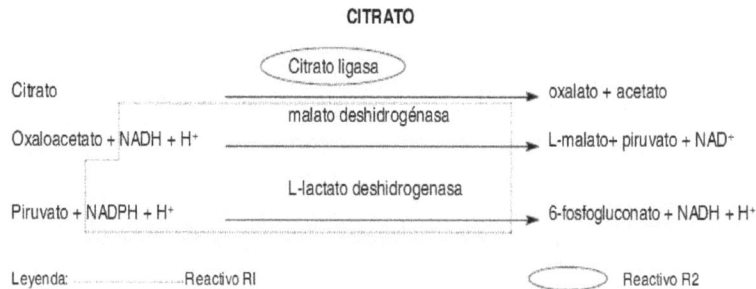

CITRATO

Citrato $\xrightarrow{\text{Citrato ligasa}}$ oxalato + acetato

Oxaloacetato + NADH + H⁺ $\xrightarrow{\text{malato deshidrogénasa}}$ L-malato+ piruvato + NAD⁺

Piruvato + NADPH + H⁺ $\xrightarrow{\text{L-lactato deshidrogenasa}}$ 6-fosfogluconato + NADH + H⁺

Leyenda: ....Reactivo RI   ⬭ Reactivo R2

Ilustración15. Técnica de cinética enzimática para la determinación del citrato en el plasma seminal

D) Técnicas colorimétricas

o L-Carnitina. Se mide la formación de CoASH después de la acción de la carnitina acetil transferasa sobre el acetil CoA y sobre la L-carnitina de la muestra. El CoASH formado reacciona con el DTNB para formar el anión 5-tio-2-nitrobenzoato amarillo que absorbe a 405 nm.

o Fructosa: en condiciones de calor y acidez la fructosa reacciona con el indolo formando un complejo coloreado que absorbe a 470 nm.

o Zinc. El zinc forma con el 5-Br-PAPS un complejo coloreado el cual se mide a punto final a 560 nm.

o Fosfatasa ácida. Un sustrato específico, el α-naftilfosfato, es hidrolizado a 37ºC, acabando en la formación de un compuesto azóico coloreado. Es un método cinético colorimétrico: se mide el aumento medio de densidad óptica por minuto a 405 nm durante 3 minutos (método de Hillmann modificado).

o α-1,4 Glucosidasa neutra. La actividad enzimática es medida por hidrólisis a pH 6,8 y a 37ºC del p-nitrofenilglucopiranósido en p-nitrofenol, que al añadirle carbonato sódico se trasforma en un producto amarillo medible por su absorbancia a 405 nm. Para que la medida de esta isoenzima sea específica, se utilizan dos inhibidores:

  o El dodecilsulfato de sodio, SDS, que inhibe la actividad de la isoenzima α-glucosidasa ácida prostática.

  o La castanospermina, alcaloide que inhibe todas las actividades hidrolásicas del esperma y permite realizar un blanco de muestra.

La actividad de laα-1,4-glucosidasa neutra es fácil de medir, rápida, sensible y específica. Las determinaciones de L-carnitina, fructosa, citrato y fosfatasa ácida están comercializadas y son automatizables.

5.2.3. Expresión de los resultados

Los valores normales de los marcadores seminales varían de un laboratorio a otro, en función de las técnicas utilizadas. Cada laboratorio tiene que establecer sus propios valores usuales. Tienen que ser establecidos a partir de esperma procedente de sujetos que ya hayan procreado. Los resultados se expresan en concentración o en cantidad por eyaculado.

5.3 Estudios complementarios en sangre

5.3.1. Cariotipo y anomalías cromosómicas

En el estudio del genotipo se pueden encontrar anomalías causantes de la infertilidad masculina, por ejemplo:

  o El síndrome de Klinefelter (47,XXY)

  o El doble Y(47,XYY)

  o Síndrome de los hombres XXES

  o Anomalía en la estructura de los cromosomas

5.3.2. Determinaciones hormonales

Un estudio hormonal es indispensable ante una azoospermia, una oligospermia o ante una degradación de los parámetros del esperma. Se ha de investigar un origen secretorio de los trastornos de la espermatogénesis cuando se ha observado un hipogonadismo o una hiperprolactinemia reveladora de un adenoma hipofisario.

En consecuencia, el estudio hormonal comprende las determinaciones de FSH, LH, testosterona y prolactina. En caso de ginecomastia, se añade la cuantificación de los estrógenos. El recurso a una consulta de endocrinología es necesario en caso de alteración compleja del balance hormonal.

MUESTRA	PARÁMETRO	MÉTODO		
		EVALUACIÓN INICIAL MACROSCÓPICA		

	Licuefacción	o Visual
		o Si no licúa:
		  o Bromelina
		  o PBS
		  o Jeringa		

	Viscosidad	o Pipeta o Varilla		
	Apariencia	o Visual		
	Volumen	o Pesada o Recipiente graduado		
	pH	o Tiras reactivas pH (6-10)		
		EVALUACIÓN INICIAL MICROSCÓPICA		
Semen reciente (1 h máximo) en contenedor de plástico o vidrio.		o Microscopio contraste de fases, pletina 37ºC o Porta y cubreobjetos: µl muestra Cubreobjetos 10 22x22 6,5 18z18 11 21x26		
	Agregación	100X		
	Aglutinación	100X		
	Cel no espermáticas	100X		
	Movilidad	o Montar porta-cubre y esperar 1´ o Visualizar a ≥5 mm del borde o Contaje: 200X o 400X 1º Porta: 2º Porta: ≥ 5 campos ≥ 5 campos ≥ 200 spz ≥ 200 spz Suma con IC = 95% % Progresivos, % No Progresivos, % Inmóviles		
	Estimación del Recuento	200x: >404 64-400 <64	400x: >101 16-100 <16	DILUCIÓN Weigman 1/20 1/5 1/2

Tabla 8. Procedimiento de laboratorio para análisis del semen en estudios de fertilidad: Espermiograma

MUESTRA	PARÁMETRO	MÉTODO					
Semen reciente (1 h máximo) en contenedor de plástico o vidrio.	Recuento	**ESTUDIO BÁSICO**					

ESTUDIO BÁSICO

- o Neubauer improved
- o 400x
- o Contar rejilla/s: 5, 4, 6
- o Filas completas

1ª Subcámara:	2ª Subcámara:
≥ 200 spz	≥ 200 spz

N = Suma spz con IC = 95%

C = (N/nº filas) x (1/20) x Dil

Cripto y azoospermias

RECUENTO APROXIMADO: Porta y cubre

< 4 spz/campo → <2 mill/ ml

0 spz/campo: contar todo el porta

- 10 µl sedimento (1 ml, 15´, 500g)
- 40 µl si movilidad.
- → Criptozoospermia

RECUENTO EXACTO:

o Micr. Contraste Fases	o Micr. Fluorescencia
o 400x	o 250x
o Neubauer improved	o Cámara Leja
o Dilución Weigman ½	o Dilución Hoeschst ½
o Contar cámara total	o Contar cámara total
o C= N x (1/1800) x2=spz/ ml	o C= N x (1/50000)x2=spz/ ml
o %SE= 100 (√N/N)	o %SE= 100 (√N/N)

N	C	%SE	N	C	%SE
<400	Fórmula	Fórmula (>5)	<400	Fórmula	Fórmula (>5)
25-0	27777=S	20	25-0	1000=S	20
0	4100	52	0	150	52

Tabla 8 continuación. Procedimiento de laboratorio para análisis del semen en estudios de fertilidad: Espermiograma

MUESTRA	PARÁMETRO	MÉTODO		
Semen reciente (1 h máximo) en contenedor de plástico o vidrio.		**ESTUDIO BÁSICO**		
	Morfología	o 2 portas o Arrastre de 1 gota con porta 45º / 1'' o Si <2mill/ ml: 5-10 µl sedimento (10'600g) o Si viscoso: Dil Bromelina (1/2) o PBS (1/20). Extender con pipeta o Secado al aire o Tinción: Papanicolaou, Shorr o Diff-Quik o Microscopio 1000x		
		1º Porta: ≥200 spz		2º Porta: ≥200 spz
		Suma con IC = 95% Según criterio Kruger % Normales, % Anormales		
	Vitalidad	Obligatorio si PR<40%		
		COLORANTE SUPRAVITAL		**T.HIPOOSMÓTICO**
		Sol. Eosina Porta-cubre ½: semen+Eosina 400x M Contr Fas Vivos: blancos Muertos: rosas	Sol.Eosina/Nigrosina Porta: extensión ½: semen+Eo/Nig 1000x Vivos: blancos Muertos: rosas	Sol. Hiposmótica Porta-cubre 1/10: semen+Sol 400x M Contr Fas Vivo: flag hinch Muerto: intacto
		(≥200spz/porta) x 2 Suma IC=95% % Vivos, % Muertos		
	Ab Antiesper-matozoide	**IB TEST DIRECTO**	**MAR TEST DIRECTO**	
		Semen lavado Esferas de poliacrilamida Anti-IgG o Anti-IgA	Semen completo Esferas de látex Anti-IgG o Anti-IgA	
		Porta-cubre 400x Micros Contraste Fases (≥200spz/porta) x 2 Suma IC=95% 3' y 10': % spz móviles + esferas		

Tabla 8 continuación. Procedimiento de laboratorio para análisis del semen en estudios de fertilidad: Espermiograma

MUESTRA	PARÁMETRO	MÉTODO		
		ESTUDIO BÁSICO		
Semen reciente en contenedor de plástico o vidrio.	Otras Células	**CÉLULAS REDONDAS cr**	**LEUCOCITOS**	**CÉLULAS ESPERMATOG**
		o Tinc. Eosina/Nigr Porta: extensión ½: semen+Eo/Nig 1000x (≥200spz/porta).2 C cr Suma IC=95% C=C spz x C cr/400	o Test Peroxidasa Neubauer imprvd 1/10: semen+D Perox 400x M Contr Fases Rejillas completas C=(N/rejilla).(1/100).10 N<400, %SE>5% N=25-0, C=S=138888	o Tinción Papanicolau o Test Peroxidasa o Test Ab frente CD45 o Tinción acrosoma
	SEGUNDA INTENCIÓN			
	FUNCIONA-LIDAD DEL ESPERMA-TOZOIDE	Moco cervical y esperma: o Prueba de Hühner o Penetración cruzada in vitro		
		Análisis del movimiento asistido por ordenador C.A.S.A.		
		Reacción acrosómica		
		Prueba de fecundidad heteroespecífica		
		Exploración de la calidad del núcleo espermático		
		Microscopia electrónica de los espermatozoides		
	BIOQUÍMICA:	o Centrifugar (10′, 1000g)→Separar plasma seminal o Si Congelación (<-20ºC)→Descongelación		
	Fructosa	o Desproteinización y Neutralización Cinética Enzimática 340 nm Colorimetría 470 nm		
	L-Carnitina	o Desproteinización (HCl) y Neutralización o o Desproteinización con Millipore TM Cinética Enzimática 340 nm Colorimetría 405 nm		
	α-1,4-Glucosidasa	Cinética colorimétrica 405 nm		
	Zinc	Colorimetría 560 nm		
	Fosfatasa ácida	Cinética colorimétrica 405 nm		
	Citrato	Desproteinización y Neutralización Cinética Enzimática 340 nm		
Sangre	OTROS: o Genética o Hormonas			

Tabla 8 continuación. Procedimiento de laboratorio para análisis del semen en estudios de fertilidad: Espermiograma

Capítulo 6

Estudio del semen en vasectomías y

vasovasostomías

6.1   Semen de postvasectomía

6.1.1.   Análisis en fresco

Se recomienda que el laboratorio analice las muestras de semen lo antes posible con un límite máximo de 4 horas desde la eyaculación.

La muestra se homogeneizará mediante agitación suave y se situará una alícuota de 10 µl entre portaobjetos y cubreobjetos de 22 x 22 mm y se examinarán no menos de 20-30 campos con un microscopio en contraste de fases.

Si se detecta la presencia de espermatozoides móviles, se especificará la concentración y el grado de movilidad siguiendo las recomendaciones del Manual de Análisis Básico de Semen de la ESHRE o de la OMS. Si se detecta exclusivamente la presencia de espermatozoides inmóviles, bastará con mencionarlo en el informe.

6.1.2. Análisis sedimento

Si en el análisis en fresco no se observan espermatozoides se transferirá toda la muestra de semen a un tubo de base cónica y se centrifugará a 1000 g de FCR durante 10-15 minutos.

$$FCR = 1,118 \times 10^{-5} \times R \, [cm] \times V^2 \, [rpm]$$

Se separará el sobrenadante y se homogeneizará mecánicamente el sedimento en 100 µl del mismo plasma seminal y se estudia de igual manera a la descrita cuando se analiza el semen fresco, señalando la presencia o ausencia de espermatozoides y su movilidad. Los distintos grados de movilidad no se podrán evaluar después del centrifugado, sólo si son móviles o inmóviles.

Recomendaciones: En el caso de observar abundantes células o leucocitos en el sedimento, se debe señalar su presencia, indicando que pueden enmascarar la visualización de los espermatozoides y solicitar una nueva muestra para confirmar el resultado.

Cuando una muestra de semen contiene espermatozoides siempre existe un riesgo de no observarlos. Cada vez que se analiza al microscopio un cubreobjetos de arriba a abajo, se observan aproximadamente unos 40 campos. Realizando esta operación 10 veces (10 µl en cada porta, hasta los 100 µl de todo el sedimento), se analizan 400 campos. Cuando se examinan 400 campos, se valora un volumen total de unos 1.600 nl (4 x 400, puesto que un campo microscópico corresponde a 4 nl), por ejemplo 1/62 del volumen total del sedimento de 100 ml (100.000 nl). Si hay >188 espermatozoides en el sedimento obtenido tras la centrifugación, el riesgo de no encontrar espermatozoides es <5%. Sin embargo, con concentraciones más bajas, la probabilidad de no encontrar espermatozoides es >5%. Por esto, si no se encuentra ningún espermatozoide después de examinar un volumen total de 1.600 nl, se puede afirmar que los 100 µL de sedimento, y por tanto la muestra completa, contienen < 188 espermatozoides.

6.1.3. Expresión de los resultados

- o Análisis en fresco: Presencia o ausencia de espermatozoides. Si se observan: concentración, porcentaje de espermatozoides móviles y porcentaje de espermatozoides inmóviles.

- o Análisis muestra centrifugada: Presencia o ausencia de espermatozoides. Si se observan especificar porcentaje de espermatozoides móviles y porcentaje de espermatozoides inmóviles.

Recomendaciones: en el caso de detectar abundantes espermatozoides inmóviles y sobre todo móviles y una vez verificada la fecha de la vasectomía, es aconsejable contactar con el clínico para informarle del hecho.

6.2   Semen de prevasovasostomía

Un análisis de semen preintervención es recomendable, ya sea para comprobar la ausencia de espermatozoides, como para obtener el volumen de semen de muestra inicial preoperatorio, ya que un bajo volumen del semen, indicaría además la necesidad de la realización de una ecografía antes de la intervención para localizar obstrucciones adicionales del tracto urogenital. La recomendación de obtención de muestra y posterior análisis es igual que el análisis de semen posvasectomía junto con la medición del volumen del eyaculado.

6.3   Semen posvasovasostomía

A los seis meses de la intervención se determinarán los parámetros básicos seminales. En función de los resultados, puede ser conveniente realizar determinaciones de fructosa, ácido cítrico y maltasa (glucosidasa neutra) para valorar las secreciones de la vesícula seminal, próstata y epidídimo.

6.3.1.   *Resultados del semen pre y posvasovasostomía*

En el análisis prevasovasostomía, se adopta el formato de resultados del análisis de semen posvasectomías ya descrito y en cuanto al análisis de semen posvasovasostomía el informe que el laboratorio tenga establecido.

MUESTRA	PARÁMETRO	MÉTODO	
Semen reciente (4 h máximo) en contenedor de plástico o vidrio.	**POSTVASECTOMÍA**		
	Volumen	o Pesada o Recipiente graduado	
	Recuento	En Fresco: o Semen 10 µl o Porta y cubre 22 x 22 mm o Microscopio contraste de fases 400x o 20-30 campos	
		Si 0 spz: o Todo el semen en tubo cónico o 1000g, 15´ o Sedimento en 100 µl o (10 µl + porta-cubre (22x22))x10 veces o Micr. contraste de fases 400x o 40 campos	Si se observan spz: o Movilidad o Recuento como Criptozoospermia
		Si 0 spz: o No se observan spz o C<188 spz/E, %SE>5	Si se observan spz: o Movilidad o "Se observan spz"
	PREVASOVASOSTOMÍA		
	Volumen	o Pesada o Recipiente graduado	
	Recuento	o Todo el semen en tubo cónico o 1000g, 15´ o Sedimento en 100 µl o (10 µl + porta-cubre (22x22))x10 veces o Micr. contraste de fases 400x o 40 campos o Si 0 spz: "No se observan spz", C <188 spz/Eyaculado, %SE>5	
Semen reciente	**POSVASOVASOSTOMÍA**		
	o Evaluación inicial macroscópica o Evaluación inicial microscópica o Estudio básico o (Estudios de segunda intención: Bioquímica seminal)		

Tabla 9. Procedimiento de laboratorio para el análisis del semen en intervenciones quirúrgicas

Capítulo 7

Capacitación del semen

7.1   Campo de aplicación

Los laboratorios clínicos, en respuesta a la creciente necesidad, deben ofrecer en su cartera de servicios técnicas de preparación de semen para reproducción asistida. El campo de aplicación de esta técnica es, según la Ley 14/2006, de 26 de mayo, sobre técnicas de reproducción humana asistida:

- o   Diagnóstico, en el estudio básico de la pareja estéril.

- o   Tratamiento, preparación del semen para la técnica de reproducción asistida de elección.

- o   Selección de espermatozoides para pruebas funcionales.

Es muy importante tener en cuenta que las técnicas de capacitación espermática no son en sí mismas pruebas diagnósticas, sino que forman parte de los métodos de tratamiento del semen. Cuando los parámetros seminales son normales el recuento de espermatozoides móviles tras la preparación seminal (REM) no aporta información adicional al estudio de la pareja estéril (recomendación de la Sociedad Española de Reproducción, Sociedad Española de Andrología y Asociación para el Estudio de la Biología de la Reproducción). Sin embargo el REM se ha convertido en un referente de gran utilidad para sentar la indicación de IIU, de FIV o ICSI, ya que el valor pronóstico que aporta un seminograma anormal es insuficiente.

Es difícil establecer un número mínimo de espermatozoides recuperados para realizar inseminaciones intrautero y obtener una tasa de gestación adecuada. Algunos autores proponen que cada centro establezca su punto de corte en función de los datos clínicos y de laboratorio de cada centro. En general se considera de buen pronóstico un REM por encima de 5 millones de espermatozoides móviles recuperados por mililitro.

7.2 Objetivos de las técnicas de preparación de semen

Es conocido que durante la maduración en el epidídimo los espermatozoides incorporan diferentes glicoproteinas y péptidos que inhiben la capacitación (actuarían como factores descapacitantes). Este estado de descapacitacion se mantiene tras la eyaculación debido a estas incorporaciones y a la presencia de otros factores descapacitantes en el plasma seminal.

Además, el plasma seminal puede contener agentes infecciosos que deben eliminarse antes de cualquier técnica de reproducción asistida, ya que son susceptibles de provocar infecciones en la mujer y contaminar los cultivos de ovocitos y embriones. Exposiciones prolongadas (más de 2 horas) de los espermatozoides al plasma seminal pueden provocar una pérdida de la capacidad fecundante y ejercer un efecto negativo sobre su movilidad. Así la separación de los espermatozoides del plasma seminal debe realizarse lo más rápido y eficazmente posible.

Por lo tanto los objetivos de las técnicas de preparación de semen serán:

o Separar los espermatozoides del plasma seminal que contiene sustancias descapacitantes, prostaglandinas y linfoquinas.

o Retirar los espermatozoides muertos, leucocitos, células redondas y agentes infecciosos.

o Aportar un medio de cultivo que contenga moléculas captadoras de esteroles (albúmina) y una composición iónica que apoye la homeostasis del espermatozoide y facilite las señales de transducción (calcio, bicarbonato).

La finalidad última de este proceso es seleccionar los espermatozoides móviles y mejorar la calidad de los mismos (porque disminuye la liberación de linfoquinas y reduce la formación de radicales libres), y será un requisito previo para cualquier técnica de reproducción asistida. El adecuado procesamiento de la muestra va a influir en la capacidad fecundante del espermatozoide, tanto *in vivo* como *in vitro* y será fundamental para el éxito de la reproducción asistida.

7.3 Tipo de muestra

7.3.1. *Semen fresco*

La muestra de semen debe recogerse siguiendo las indicaciones del capítulo de Preanalítica. Pasados 30 minutos de la eyaculación separar una alícuota de semen para su valoración siguiendo las recomendaciones de la ESHRE y la OMS.

7.3.2. *Semen congelado*

En aquellas situaciones en las que no se puede emplear semen fresco se puede recurrir a semen congelado. Existen dos tipos de muestras de semen criopreservadas:

o Semen criopreservado antes de iniciar terapias que pueden comprometer la capacidad reproductora del paciente, cuando exista dificultad para conseguir coordinar el momento de la inseminación con la recogida del semen, parejas serodiscordantes, etc.

o Semen de donante. En determinadas circunstancias como son oligozoospermias severas, ausencia de espermatozoides en testículo, enfermedades hereditarias en las que el varón es el portador y mujeres sin pareja masculina.

Los métodos de descongelación más utilizados son: la descongelación lenta (a Tª ambiente: 10-20ºC/min) y la rápida (a 37ºC-400 ºC/ min.); actualmente está demostrado que el método de descongelación más efectivo es mantener la muestra durante 2-3 minutos en un baño de agua a 37ºC y posteriormente incubarla durante 5´a Tª ambiente.

La muestra de semen criopreservada contiene un agente crioprotector que debe ser retirado antes de utilizarla para cualquier técnica de reproducción asistida.

o Decantar el contenido de las pajuelas en un tubo estéril.

o Diluir (aproximadamente a 1/5) en medio de lavado. La dilución debe ser un proceso lento para evitar el choque osmótico. Se añaden lentamente, homogeneizando, durante al menos 10 minutos (gota a gota) 4,5 ml de medio de lavado, para que se produzca el equilibrio osmótico sin daño para el espermatozoide.

o Procesar igual que el semen fresco, preferiblemente por gradientes de densidad.

Una vez descongelado el semen y antes de procesarlo debe evaluarse la concentración y el grado de movilidad de los espermatozoides.

Evaluación de la criopreservación

o Descongelar la pajuela transfiriéndola a un baño de agua a 37ºC durante 2-3 minutos y dejar a Tª ambiente durante 5 minutos.

o Desinfectar el exterior de la pajuela de modo que pueda abrirse sin riesgo de contaminación. Limpiar el extremo de la pajuela donde está la zona de aire con una solución estéril de hipoclorito, aclarar con agua destilada y secar con una gasa estéril. Cortar este extremo, insertar la pajuela en un tubo, y, entonces, cortar el otro extremo (justo por debajo del filtro) para que el contenido de la pajuela se vierta en el tubo. Los extremos de la pajuela deben cortarse con un instrumento estéril, por ejemplo, tijeras de sutura.

o Evaluar cuantitativa y cualitativamente la movilidad espermática y determinar la concentración total de espermatozoides, siguiendo las recomendaciones de la OMS.

La eficiencia de la criopreservación de semen puede evaluarse de diferentes maneras:

o Calculando el factor de criosupervivencia (CSF):

$$CSF = \frac{\% \; spz \; móviles \; postdescongelación}{\% \; spz \; móviles \; precongelación} \; x \; 100$$

o Calculando el número total de espermatozoides con movilidad progresiva en la pajuela post-descongelación: mediante la evaluación de la concentración espermática y la movilidad progresiva por pajuela (teniendo en cuenta el volumen de la pajuela).

Se considera una eficiencia de criopreservación óptima un valor de CSF≥50% junto con una movilidad total de ≥30% con ≥25% de movilidad progresiva.

El número de espermatozoides móviles requerido por pajuela depende de la intención de uso que quiera darse a la misma, desde inseminación artificial (IA) a fecundación in vitro con inyección intracitoplasmática de espermatozoides (FIV-ICSI).

o Criopreservación en pacientes oncológicos: como la calidad de las muestras de semen de pacientes que van a seguir tratamientos oncológicos suele ser baja, la mejor opción terapéutica es la FIV-ICSI. En este caso, pajuelas que contengan pocos espermatozoides móviles son a menudo suficientes para dar lugar a tasas adecuadas de fecundación mediante esta técnica; en estos casos, es conveniente congelar sólo un pequeño número de espermatozoides por pajuela (ej. 40.000) para así maximizar el número de intentos de ciclos por muestra criopreservada.

o Donantes de semen: Aunque es una situación que queda fuera del alcance de este documento queremos reseñar que, respecto a los donantes, debe conseguirse un número mínimo de espermatozoides con movilidad progresiva post-descongelación para cada donante para decidir si la congelación es factible.

o Para inseminación intrauterina (IUI): Pajuelas que contengan menos de 4 millones de espermatozoides móviles (mínimo generalmente aceptado) pueden ser usadas para IUI pues este proceso implica la eliminación de plasma seminal y medio de congelación y la concentración de los espermatozoides antes de la inseminación. Sin embargo, se ha demostrado que el número mínimo de espermatozoides necesario para la realización de IUI con semen de donante es de 1,5 millones.

o Para fecundación in vitro (FIV-ICSI): El número de espermatozoides móviles por pajuela de semen de donante no se correlaciona ni con la tasa de fecundación ni con la de embarazos en FIV, lo que refleja la óptima selección de los espermatozoides criopreservados.

7.4   Materiales y medios necesarios

o Los medios de cultivo han de atemperarse antes de su uso y tener la certificación CE.

o Todos los materiales empleados así como los medios de cultivo deben ser estériles y manejarse en condiciones de asepsia, en campana de flujo laminar.

o Los medios de cultivo deben tener una osmolalidad entre 280-300 mOsm/kg.

o El pH debe mantenerse en un rango entre 7.2-7.4, para ello es necesario utilizar medios tamponados. Los tampones más utilizados son: HEPES, fosfato o bicarbonato. Los medios tamponados con bicarbonato necesitan una atmósfera rica en CO_2 y una temperatura de 37ºC para que se mantenga el equilibrio iónico, por lo que tienen que usarse en estufa con temperatura y CO_2 controlados.

o Además, los medios deben tener una concentración de calcio, bicarbonato y proteínas específica para que los espermatozoides adquieran la capacidad de fecundar.

Los medios para la preparación de semen son de dos tipos:

o Medios para preparación de gradientes.

   Los más usados contienen una suspensión coloidal de partículas de sílice unidas de forma covalente a moléculas de silano y se preparan en solución isotónica.

o Medios de lavado y cultivo.

   Se recomienda utilizar medios que no requieran CO_2, porque la mayor parte del proceso se realiza en atmósfera aire. Los medios específicos para semen suelen estar tamponados con HEPES y pueden usarse en atmósfera aérea. Contienen proteínas, mayoritariamente albúmina que actúa como captadora y transportadora de moléculas, así como la concentración de sales necesaria para la homeostasis del espermatozoide y en la mayoría de los casos gentamicina como agente bacteriostático.

Finalmente señalar que han sido múltiples los intentos de realizar una mejora *in vitro* de los espermatozoides mediante la adición de distintos compuestos al medio de cultivo. De ellos destacar el uso de inhibidores de la fosfodiesterasa (pentoxifilina, teofilina, cafeína, etc.) para estimular la motilidad espermática. La inhibición de la fosfodiesterasa provoca un aumento de la concentración de adenosin monofosfato cíclico (cAMP). El aumento de cAMP, mediador intracelular, regula reacciones intracelulares que activan el metabolismo del espermatozoide mejorando parámetros de movilidad. Muchas son las publicaciones sobre el efecto de la pentoxifilina mientras unos autores encuentran una mejora de la motilidad al incubar la muestra seminal con pentoxifilina otros no observan diferencia alguna de ahí que no se haya implantado como rutina en la práctica clínica del laboratorio.

7.5 Métodos de preparación del semen

Los métodos incluyen desde la simple dilución y centrifugación hasta técnicas más complicadas.

o Dilución y lavado del semen. Los métodos que utilizan solo lavado, deberían abandonarse y emplear técnicas más seguras de preparación de espermatozoides

o Migración: el movimiento del espermatozoide es un requisito esencial

o Gradientes de densidad: separan los espermatozoides en función de su punto isopícnico.

o Adherencia-Filtración: combinan la movilidad de los espermatozoides con la adherencia a las matrices de filtración (lana de vidrio, sefadex).

o   Métodos avanzados: anticuerpos monoclonales, tecnología de microesferas (anexina V magnetic-activated cell sorting), electroforesis, ácido hialurónico, dextrano... Estos métodos en realidad sólo se desarrollan para investigación.

De todos los métodos, los que realmente tienen utilidad clínica son los de migración y gradientes de densidad.

7.5.1.   Método de lavado

Es el más sencillo. No conlleva una mejora de la calidad seminal simplemente una capacitación y concentración.

Procedimiento

o   Depositar la muestra seminal en un tubo y añadir medio de cultivo en proporción 1:5 o 1:10 para retirar la mayor parte del plasma seminal.

o   Homogeneizar y centrifugar a 500 g durante 10 minutos.

o   Retirar el sobrenadante y añadir 0,5 ml de medio de cultivo.

o   Incubar 20-30 minutos.

7.5.2.   Migración

Está basado en la capacidad de desplazamiento de los espermatozoides móviles. Es el más fisiológico de todos los procedimientos. Requiere muestra con buenos parámetros seminales y la muestra se recupera muy limpia.

Swim-up

El semen licuado se deposita sobre un medio de cultivo y los espermatozoides con buena movilidad se dirigen al medio de cultivo de forma semejante al proceso *in vivo* a través del moco cervical. Dentro de esta categoría existen dos formas principales *Swim Up* directo y *Swim Up* convencional.

Swim Up directo
El proceso consta de varias fases (Ilustración 16A):

o   Colocar aproximadamente 250 µl de semen licuado en el fondo de un tubo no cónico (para aumentar la superficie de contacto). Utilizar tantos tubos como sea necesario para mejorar la recuperación de los espermatozoides.

o   Depositar sobre el semen 500 µl de medio de cultivo resbalando por las paredes del tubo, con cuidado de que no se mezcle con el semen.

o   Dejar en un incubador a 37ºC formando un ángulo de 45º, para aumentar la interfase, durante un tiempo entre 30-60 minutos dependiendo de la calidad del semen. No más tiempo para evitar la contaminación con plasma seminal.

o   Pasado este tiempo aspirar aproximadamente 300µl de medio de cultivo, con cuidado de no aspirar semen (para lo cual durante todo el proceso se debe mantener el ángulo del tubo). Si hay más de un tubo de una misma muestra se unifica todo el aspirado en un único tubo.

o   Si el volumen obtenido es mayor de 500µl, valorar el grado de movilidad y la concentración de los espermatozoides. Centrifugar y llevar a un volumen final de 300-500µl para inseminar.

Swim Up convencional
Se basa en el mismo principio pero requiere un primer paso de lavado.

o   Añadir medio de lavado en una proporción v/v, homogeneizar.

o   Centrifugar durante 10 minutos a 500g. Se recomienda una centrífuga de cabezal fijo para que el botón celular tenga una amplia superficie de contacto con el medio de cultivo.

o   Retirar el sobrenadante con cuidado de no aspirar el botón celular.

o   Añadir resbalando lentamente por las paredes del tubo 500 µl de medio de lavado.

Continuar el proceso desde el punto 3 del método anterior.

El inconveniente de estos métodos es que los espermatozoides inmaduros y el resto de las células permanecen en contacto durante todo el proceso con los espermatozoides maduros y pueden producir efectos adversos sobre estos. Además muchos de los espermatozoides móviles pueden quedar atrapados en el fondo del sedimento y no alcanzar nunca el medio de cultivo. La ventaja respecto del método anterior es que disminuye la contaminación con el plasma seminal.

Para mejorar la tasa de recuperación de espermatozoides móviles se puede fraccionar la muestra en varios tubos, procesarlos siguiendo el protocolo y unificar el aspirado de cada tubo en un único tubo. Se debe valorar y si es necesario, se centrifugará y resuspenderá en un volumen entre 300-500 µl de medio de cultivo para inseminar.

Swim-down

Este procedimiento es similar al *Swim-up*, pero en este caso se coloca primero el medio de cultivo y después se deja resbalar el semen por la pared del tubo para que quede arriba. Se incuba a 37ºC / 5% CO_2 y se descarta el sobrenadante, ya que en este caso los espermatozoides más aptos van a nadar hacia la parte de abajo, donde está el medio de cultivo. Ilustración 16B.

7.5.3.   Gradientes de densidad

Su fundamento se halla en la selección de los espermatozoides que pueden vencer la dificultad que presentan los gradientes de densidad y llegar hasta el fondo del tubo, además de actuar como filtro para plasma seminal, células redondas, detritus y aquellos espermatozoides con movilidad no progresiva. Los gradientes de densidad disgregan las partículas en función de su densidad de flotación. Los diferentes componentes se separan hasta alcanzar una posición en la que su densidad sea igual a la de su entorno (situación de flotabilidad neutra), donde ya no se desplaza más.

- o Los espermatozoides maduros son células compactadas y alcanzan el gradiente de mayor densidad (el fondo del tubo).

- o El plasma seminal permanece flotando sobre el gradiente de menor densidad y las células.

- o Los espermatozoides inmaduros y muertos se sitúan en la interfase entre los dos gradientes.

Es menos fisiológico que el método de *Swim-up* y se utiliza fundamentalmente para sémenes con parámetros bajos y sémenes criopreservados.

Los gradientes de densidad utilizados actualmente parten de una suspensión coloidal de partículas de sílice unidas de forma covalente a moléculas de silano, se utilizan de forma discontinua en soluciones isotónicas a una concentración de 90% y 45% o también de 80% y 40% y pueden adquirirse ya preparados. Se recomienda utilizar volúmenes de 0,5-1ml de cada gradiente de concentración.

Procedimiento (Ilustración 16C)

- o Se preparan los tubos que sean necesarios por muestra teniendo en cuenta que no se debe depositar más de 1,5 ml de semen por tubo.

- o Dispensar 0,5 ml del gradiente de 40% en un tubo cónico, a continuación con una jeringa de 1 ml conectada a una aguja larga de carga, depositar 0,5 ml del gradiente de 80% en el fondo del tubo (cono), muy despacio para que el gradiente de 40% suba y queden bien definidas las dos capas.

- o Decantar el semen licuado, resbalando por las paredes de los tubos, con cuidado de no romper la interfase. El semen debe quedar encima del gradiente de 40%.

- o Centrifugar a 300g durante 20 minutos.

- o Aspirar las distintas capas con una pipeta pasteur en la zona del menisco para evitar alterar las interfases y las posibles contaminaciones, hasta alcanzar claramente el gradiente de 80%, donde se encuentra el sedimento con los espermatozoides maduros. Repetir el proceso con todos los tubos de la misma muestra.

- o Cambiar de pipeta, al aspirar el/los sedimentos. Transferir a un único tubo nuevo (para evitar contaminaciones) con 1-2ml de medio de lavado, homogeneizar y centrifugar a 500g durante 10 min.

- o Retirar todo el sobrenadante, con cuidado de no aspirar el botón celular.

- o Resuspender en 300-500µl de medio de cultivo.

○ Evaluar la muestra capacitada (número de espermatozoides móviles por mililitro) y dejar en el incubador a 37ºC hasta el momento de su utilización.

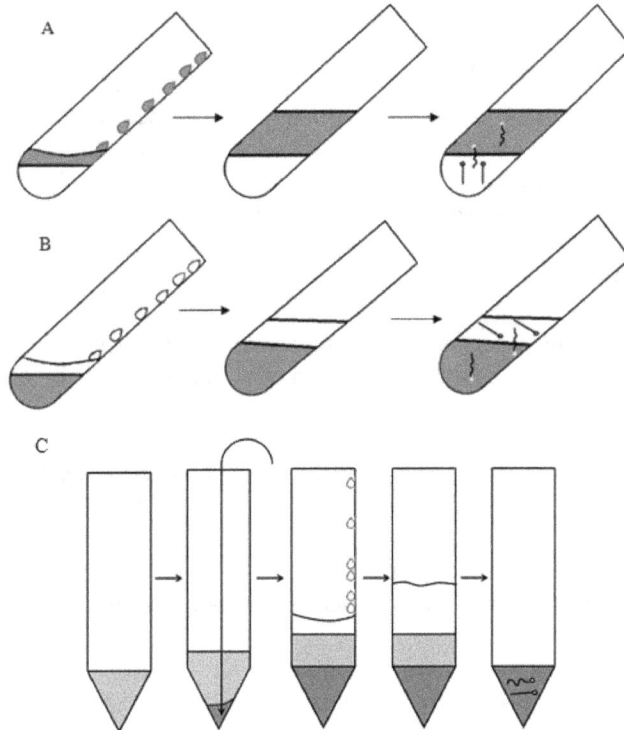

Ilustración16. Esquemas gráficos de los principales métodos de capacitación para recuperación de espermatozoides móviles. A) Migración por Swim-up directo: semen (en blanco), medio (en gris oscuro). B) Migración por Swim-down: semen (en blanco), medio (en gris oscuro). C) Centrifugación en gradientes de densidad: semen (en blanco), medio más denso (en gris oscuro), medio menos denso (en gris claro)

7.5.4. Método de filtrado

Esta técnica se basa en el hecho de que los espermatozoides muertos o con importantes disrupciones de membrana presentan una clara tendencia a la absorción a determinados materiales (fibra de vidrio, partículas de vidrio, etc.). Aprovechando esto pueden construirse columnas de lana de vidrio que permitan filtrar a los espermatozoides obteniéndose la fracción de células viables. Se realiza mediante una malla de fibra de vidrio en porciones de 15-20mg que situamos en el interior de una jeringa de insulina hasta la división 0,06ml. A continuación lavamos el filtro con 2-3ml de medio para eliminar las partículas de fibra de vidrio que pudieran estar libres y procedemos a filtrar aproximadamente 500μl del semen en fresco o previamente lavado. Después del filtrado lavaremos el filtro de nuevo con 200-300μl de medio de cultivo para liberar los espermatozoides de buena calidad que pudieran quedar en el. Sin embargo se ha indicado que las columnas de lana de vidrio podrían dañar las membranas de la cabeza de los espermatozoides y de pequeñas contaminaciones de fragmentos de fibra de vidrio.

7.6   Valoración de los resultados

Una vez terminada la técnica hay que calcular el porcentaje de espermatozoides con movilidad progresiva y realizar el recuento de los mismos.

Los resultados se obtienen multiplicando el tanto por ciento de espermatozoides con movilidad progresiva, por los millones de espermatozoides recuperados y por el volumen final. Se expresará como millones de espermatozoides recuperados con movilidad progresiva. Si el semen se va a utilizar para inseminación artificial se informará como millones inseminados y se calcularán multiplicando por el volumen inseminado. En caso de utilizar parte del volumen eyaculado, los resultados deben expresarse en función del volumen utilizado, y multiplicarse por el factor de corrección.

La relación del total de espermatozoides presentes en el eyaculado con el número de espermatozoides móviles recuperados, se expresa como porcentaje de recuperación y se calcula con la siguiente fórmula:

$$\text{Porcentaje de recuperación} = [(VF \times CF \times REM) / (VU \times CI \times IEM)] \times 100$$

VF= volumen final
CF= concentración final de espermatozoides
REM= tasa de espermatozoides con movilidad progresiva recuperados
VU= volumen semen utilizado
CI= concentración inicial de espermatozoides
IEM=tasa de espermatozoides con movilidad progresiva en el eyaculado

Para el correcto desarrollo de este proceso se debe tener en cuenta las siguientes recomendaciones:

- o   Utilizar siempre material estéril.

- o   Deben utilizarse pipetas Pasteur en lugar de agujas para aspirar espermatozoides.

- o   La preparación del semen debe comenzar no más tarde de 30 minutos de la eyaculación, ya que la capacidad de fecundar el ovocito puede verse afectada.

- o   Aspirar siempre las diferentes fases en la zona de contacto con el tubo, donde se forma el menisco, para no alterarlas. No mezclar plasma seminal con los espermatozoides recuperados, puede impedir la capacitación.

- o   Si el semen preparado va ser utilizado para inseminación artificial, deberá usarse lo antes posible.

- o   Diluir muy lentamente el semen descongelado.

- o   Centrifugar siempre a los *g* recomendados.

- o $FCR = 1{,}118 \times 10^{-5} \times R \text{ [cm]} \times V^2 \text{ [rpm]}$

7.7 Conclusiones

El papel de los parámetros seminales como factor pronóstico en la fertilidad masculina está actualmente sometido a debate. Se ha propuesto el test de recuperación de espermatozoides móviles (REM) en el estudio de la pareja estéril como prueba para distinguir qué parejas se beneficiarán de la inseminación artificial y cuáles no, porque incluye la concentración, la movilidad así como los efectos del procesamiento de los espermatozoides.

Es difícil establecer un número mínimo de espermatozoides recuperados para realizar inseminaciones intraútero y obtener una tasa de gestación adecuada. Los niveles umbral en los distintos trabajos oscilan desde 0,8 a 5 millones. No se ha podido identificar un umbral óptimo de REM que permita aconsejar a las parejas. Se requieren estudios adicionales para evaluar la capacidad predictiva del REM en los estudios de fertilidad. Algunos autores proponen que cada centro establezca su punto de corte en función de datos clínicos y de laboratorio de cada centro.

De las técnicas de capacitación anteriormente descritas las más utilizadas en los laboratorios por su simplicidad y eficacia son el Swim-up y los gradientes de densidad. Aunque no existe evidencia científica para recomendar una técnica de preparación de semen, las ventajas de cada uno de estos métodos se recogen en la tabla 10.

MÉTODOS DE MIGRACIÓN (SWIM-UP)	MÉTODO DE CENTRIFUGACIÓN (GRADIENTES)
o Proceso fisiológico. o La muestra capacitada queda más limpia. o Es independiente del volumen del eyaculado.	o Mayor capacidad de recuperación. o Buenos resultados con muestras pobres o congeladas. o Menor tiempo para su realización.

Tabla 10. Ventajas de los métodos de capacitación más empleados

Una revisión Cochrane (Boomsma, Heineman, Cohlen & Farquhar, 2007) sobre las diferentes técnicas de preparación de semen concluye:

o En cuanto a resultados clínicos (tasa de embarazo/tasa de recién nacidos vivos), no hay evidencia científica suficiente para recomendar una técnica de preparación de semen, al considerar resultados de los ensayos cuasialeatorios, la técnica de gradientes de densidad puede parecer mejor, pero necesita confirmarse con ensayos clínicos aleatorios.

o Respecto a los parámetros seminales tras la preparación de semen, la técnica de gradientes parece mejor en cuanto a concentración de espermatozoides y a tasa de recuperación de espermatozoides móviles, mientras que la técnica de *Swim up* recupera los espermatozoides con mejor movilidad, y en cuanto a la morfología no se encontraron preferencias. En términos generales la técnica de gradientes puede parecer superior, aunque debe confirmarse con ensayos clínicos de calidad.

MUESTRA	PARÁMETRO	MÉTODO		
Semen criopreservado (-196ºC) en pajuela	Pretra-tamiento	o Descongelación 2-3′, 37ºC 5′, 10ºC-20ºC o Retirada del agente crioprotector Desinfección de pajuela y trasvase a tubo 1/5: semen/medio lavado, 10′! o Evaluación de Eficiencia $$CSF = \frac{\% \ spz \ móviles \ postdescongelación}{\% \ spz \ móviles \ precongelación} \ x \ 100$$ $C_{PR} = (\%PR \ x \ C) \ / \ 100$		
Semen reciente (30′ máximo) en contenedor de plástico o vidrio.	Lavado	o 1/5 o 1/10: semen/medio cultivo o Homogenizar, centrifugar: 500g, 10′ o Sedimento + 0,5 ml medio cultivo o 37ºC 20-30′		
	Migración	Swim-up		Swim-down
		Directo	Convencional	
		Reparto en n tubos: (250µl semen)abajo (500µl medio)arriba	Lavado: 1/1: semen/medio Centrifg: 500g, 10′ Sed+500µl medio	Reparto en n tubos: (500µl medio)abajo (250µl semen)arriba
		Incubación: 37ºC, 45º inclinado 30-60′	Incubación: 37ºC, 45º inclinado 30-60′	Incubación: 37ºC, 45º inclinado 30-60′
		Recuperación: Vn: (capa d arriba)x n Si Vn>500µl Morfolg, Recuento	Recuperación: Coger capa d arriba Si Vn>500µl Morfolg, Recuento	Recuperación: Vn: (capa d abajo)x n Si Vn>500µl Morfolg, Recuento
		Centrifugación: 500g, 10′ Sed+300-500µl medio 37ºC	Centrifugación: 500g, 10′ Sed+300-500µl med 37ºC	Centrifugación: 500g, 10′ Sed+300-500µl med 37ºC

Tabla 11. Procedimiento de laboratorio para la capacitación del semen

MUESTRA	PARÁMETRO	MÉTODO

Semen descongelado en tubo	Gradientes de densidad	o Reparto en n tubos:
		    1º. 0,5-1 ml medio 40%-45% (intermedio)
		    2º. 0,5-1 ml medio 80%-90% (abajo)
		    3º. ≤ 1,5 ml semen (arriba)
		o Centrifugación en gradientes: 300g, 20′
		o Recuperación: (sedimento) x n + 1,2 ml medio
		o Centrifugación: 500g, 10′
		o Sedimento + 300-500 µl medio
		o Movilidad y recuento
		o 37ºC

Semen reciete	Filtración	o Lavado: jeringa con filtro + 2-3 ml medio o Filtrado: jeringa con filtro + 500 µl semen o Recuperación: jeringa con filtro + 2-3 ml medio
	Eficiencia de la capacitación	Porcentaje de recuperación = [(VF x CF x REM)/(VU x CI x IEM)]x 100

Tabla 11 continuación. Procedimiento de laboratorio para la capacitación del semen

Spz: espermatozoides. CSF: factor de criosupervivencia. PR: móviles progresivos. Vn: volumen total de los n tubos. VF=volumen final. CF=concentración final de espermatozoides. REM= tasa de espermatozoides con movilidad progresiva recuperados. VU=volumen semen utilizado. CI=concentración inicial de espermatozoides. IEM=tasa de espermatozoides con movilidad progresiva en el eyaculado

Capítulo 8

Informe del laboratorio

Digirido a: es responsabilidad del clínico y no del laboratorio el comunicar los resultados del análisis del semen a sus pacientes. El informe del laboratorio ha de ir dirigido al clínico solicitante.

Datos que ha de incluir

El informe de laboratorio debe de incluir los siguientes apartados:

- o Nombre
- o Identificación laboratorio
- o Número Historia clínica
- o Fecha de obtención de la muestra
- o Periodo de abstinencia
- o Volumen
- o Resultados
- o Valores de referencia
- o Comentarios

8.1 Resultados

Tal y como hemos visto en cada parámetro, se ha de tener en cuenta lo siguiente:

- o Los resultados se han de expresar con sus unidades correspondientes.

- o Siempre que sean recuentos (de espermatozoides o células no espermáticas) se expresarán con el Índice de Confianza del 95% entre los dos contajes y el error asociado si fuese mayor del 5%:

  - o <200 /subcámara →ES>5%

  - o <25,>0 /subcámara →%ES=Sensibilidad del método

  - o 0 →ES=95%

- o Se procurarán emplear las frases de expresión recomendadas por la OMS.

- o Coherencia entre los resultados:

  - o El porcentaje de vitalidad no puede ser inferior al porcentaje de espermatozoides móviles.

  - o Ante porcentajes de vitalidad próximos a cero con recuentos de espermatozoides altos, lo primero que se ha de descartar es que no haya habido un error en la fase preanalítica.

  - o Un alto porcentaje de anticuerpos antiespermatozoides se ha de acompañar de un movimiento progresivo bajo y/o un grado de aglutinación alto.

8.2 Valores de referencia

En la última edición del Manual de la OMS en lugar de hablar de valores de referencia, se habla de Límites inferiores de Referencia (tabla 12):

- o Que incluye al 95% de los individuos de referencia con valores superiores al percentil 5, y no en torno al percentil 50 como hasta ahora se había considerado en los valores de referencia del espermiograma.

- o En una población compuesta por hombres con fertilidad reciente, pertenecientes a parejas que han obtenido el embarazo en un tiempo inferior o igual a 12 meses.

Es conveniente aclarar que los límites inferiores de referencia no son valores de referencia de esterilidad o fertilidad:

- o Ya que ni son los valores mínimos que se necesitan para lograr un embarazo, pues habrá muchos varones con valores superiores que no puedan conseguir un embarazo por causas estrictamente femeninas o por factores que no se ponen en evidencia en los parámetros del seminograma.

o Ni valores inferiores suponen necesariamente padecer esterilidad o subfertilidad, de hecho el percentil 5 de los valores fértiles estudiados tiene valores seminales inferiores a dichos límites.

Los valores de referencia deben interpretarse conjuntamente con la información clínica para poder sacar algunas conclusiones.

Además, puede haber diferencias regionales en la calidad del semen, y entre laboratorios. Estos laboratorios deberán considerar la preparación de sus propios valores de referencia.

VALORES DE REFERENCIA DE LOS PARÁMETROS MACROSCÓPICOS DEL SEMEN		
PARÁMETRO	**VALOR**	
Licuefacción	< 60´	
Viscosidad	≤ 2 cm	
Apariencia	homogéneo, gris opalescente	
pH	≥ 7,2	
Agregación	Sin interés	
Aglutinación	No concluyente	
LÍMITES INFERIORES DE REFERENCIA DEL ESPERMIOCITOGRAMA		
PARÁMETRO	**VALOR**	**IC 95%**
Volumen (ml)	1,5	1,4-1,7
Concentración spz (10^6/ml)	15	12-16
Espermatozoides totales (10^6/E)	39	33-46
Movilidad total (%)	40	38-42
Movilidad progresiva (%)	32	31-34
Vitalidad (%)	58	55-63
Morfología normal (%)	4	3-4
Concentración leucocitos 10^6/ml	<1	-
Anticuerpos antiespermatozoides (%)	< 50%	-
VALORES DE REFERENCIA DE LOS PARÁMETROS BIOQUÍMICOS DEL PLASMA SEMINAL		
PARÁMETRO	**PERCENTIL 10**	**PERCENTIL 5**
Citrato (µmol/E)	>60	-
Zinc (µmol/E)	>3	≥ 2,4
Fosfatasa ácida (UI/E)	>1234	-
α-1,4 Glucosidasa neutra (mUI/E)	>59	≥ 20
L-Carnitina (nmol/E)	>654[a] o >390[b]	-
Fructosa (µmol/E)	> 59	≥ 13

IC: Intervalo de confianza .E: Eyaculado (a): cinética enzimática (b): colorimetría

Tabla 12. Valores y límites de referencia

o Se considera una eficiencia de criopreservación óptima un valor de CSF≥50% junto con una movilidad total de ≥30% con ≥25% de movilidad progresiva.

o La eficiencia de recuperación de espermatozoides móviles del *Swim up* suele ser <20%, mientras que la de la centrifugación en gradiente de densidad > 20%.

8.3 Comentarios

Conclusión

PARÁMETRO	RESULTADO	INFORME
VOLUMEN	NORMAL	Normospermia
	ALTO	Hiperespermia
	BAJO	Hipoespermia
	AUSENCIA	Aspermia
RECUENTO	NORMAL	Normozoospermia
	ALTO	Polizoospermia
	BAJO	Oligozoospermia
	AUSENCIA	Azoospermia
	AUSENCIA en fresco y PRESENCIA en el sedimento	Criptozoospermia
MOVILIDAD	BAJO	Astenozoospermia
MORFOLOGÍA	BAJO	Teratozoospermia
VITALIDAD	BAJO	Necrozoospermia

COMBINACIONES:
 	
Recuento
Movilidad
Morfología
	BAJOS	
		
		Oligo-
		    asteno-
		        terato-
		           zoospermia

OTROS ELEMENTOS FORMES	HEMATÍES	Hemos o Hematospermia
	LEUCOCITOS	Leucos, Leucocito o Piospermia

Tabla 13. Nomenclatura de la calidad del esperma

A modo de resumen, el analista puede incluir un comentario sobre la calidad del esperma en función de los resultados cuantitativos del espermiograma, para lo cual se ha de emplear la terminología adecuada: "permia" se refiere al eyaculado; y "zoospermia" se emplea para referirse a los espermatozoides. Tabla 13.

Orientación diagnóstica

Azoospermia

Las determinaciones hormonales, en particular la de FSH plasmática y los marcadores bioquímicos, la medida del volumen y el pH del plasma seminal, son esenciales para orientar el diagnóstico hacia una azoospermia secretora de origen testicular o antehipofisaria o hacia un azoospermia excretora debido a una obstrucción o un agenesia de los conductos genitales.

- o La FSH plasmática permite explorar el eje gonadotropo y orientar hacia una etiología pretesticular y testicular.

- o La L-carnitina y la α-1,4glucosidasa seminales permiten explorar todo el tracto a partir de los cuerpos del epidídimo porque son los marcadores más significativos.

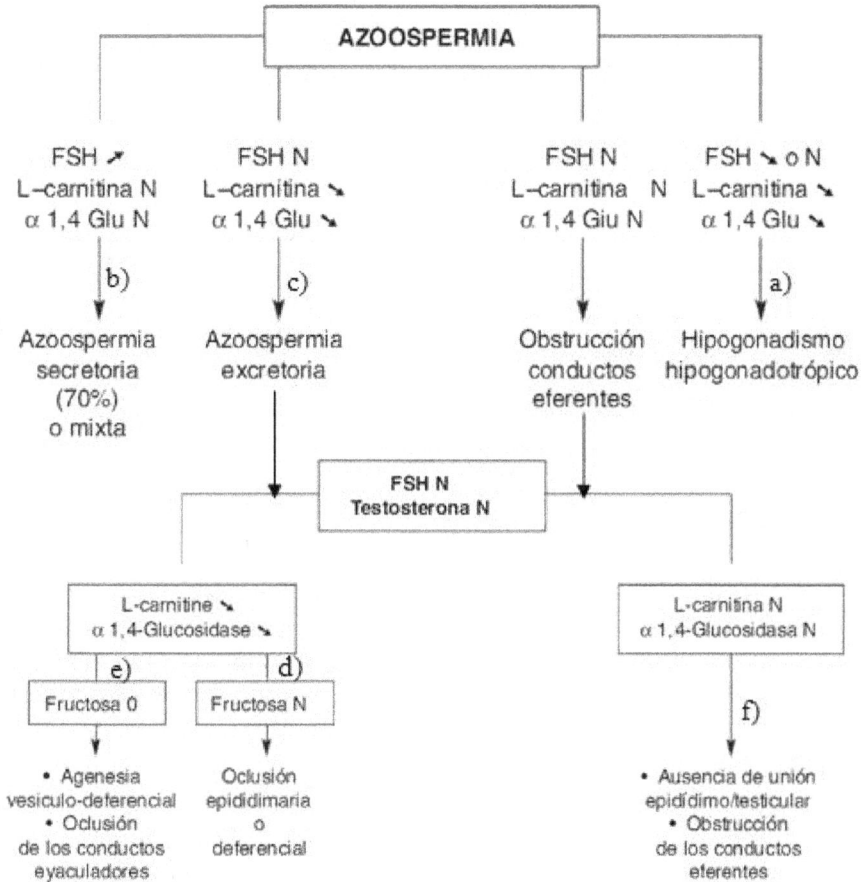

Ilustración17. Algoritmo diagnóstico de la azoospermia

o   Si la FSH está disminuida, puede tratarse de un <u>hipogonadismo hipogonadotrófico</u>. La anomalía es pues de origen endrocrinopretesticular, la testosterona estaría también disminuida y los marcadores bioquímicos serían normales o bajos. Es una anomalía rara, curable con tratamiento hormonal.

o   Si la FSH está aumentada con una L-carnitina y una α 1,4 glucosidasa normales, el origen es testicular y es una <u>azoospermia secretoria</u>. Esto representa cerca del 70% de las azoospermias. La elevación de la concentración de FSH es proporcional al grado de afección testicular. Las etiologías son numerosas: el síndrome de Klinefelter, los defectos de maduración de la línea germinal, la criptorquidia, las secuelas infecciosas, las lesiones traumáticas o térmicas. Ciertas azoospermias secretoras tienen, sin embargo, una tasa de FSH normal que complica así su diagnóstico.

o   Si el FSH es normal con un L-carnitina y una α 1,4 glucosidasa baja, se denomina <u>azoospermia excretoria</u>. Es debida a una obstrucción o una agenesia del tracto genital.

La cuantificación de otros marcadores (fructosa) permitirá situar el nivel de esta obstrucción.

- o Si la fructosa es normal, se puede sospechar una <u>oclusión del epidídimo o deferencial</u>.

- o Si la fructosa es baja con un volumen débil de esperma y un pH ácido, se puede sugerir una <u>oclusión de los conductos eyaculadores o una agenesia vesículo-deferencial</u>.

- o Hay un caso difícil de diagnosticar, es la <u>afección de la cabeza del epidídimo</u>, ya que la L-carnitina y el resto de marcadores no están alterados.

En estas azoospermias excretorias, la cirugía se utiliza frecuentemente para confirmar la topografía de la obstrucción y eventualmente quitarla.

Oligozoospermias

En las oligozoospermias, las determinaciones de los marcadores bioquímicos pueden orientar hacia ciertas etiologías:

- o Obstrucción unilateral: ciertos marcadores están bajos;
- o Prostatitis: la inflamación provoca la compresión de los conductos excretorios, el volumen está disminuido, el pH aumentado y todos los marcadores están bajos. Hay con frecuencia una leucospermia e incluso una alternancia oligo/azoospermia (espermasfluctuantes).

Astenozoospermias

En ciertas astenozoospermias es interesante determinar la L-carnitina y la fructosa, porque su disminución puede estar en relación con una disminución de la movilidad del espermatozoide.

La fructosa es sintetizada en las células epiteliales de las vesículas seminales, por conversión a partir de la glucosa sanguínea. La diabetes conlleva un «falso» aumento de la fructosa seminal y puede, por ejemplo, disfrazar una bajada de este parámetro.

Otras anomalías

Los marcadores bioquímicos pueden estar alterados en los varicoceles, en los sujetos VIH...

En resumen, la exploración completa y escrupulosa de la esterilidad y subfertilidad masculinas es esencial. El espermiograma es un examen primordial, la bioquímica del plasma seminal lo completa: permite explicar ciertas anomalías, en particular las azoospermias obstructivas.

El diagnóstico exacto de la causa de esterilidad y subfertilidad masculinas es el resultado de un proceso pluridisciplinar, pudiendo recurrir a numerosos exámenes complementarios más o menos complejos. Es muy importante, ya que condiciona la elección de un tratamiento o de una técnica de procreación médicamente asistida.

Capítulo 9

Bibliografía

Alvarez, C., Castilla, J.A., Martinez, L., Ramirez, J.P., Vergara, F., & Gaforio, J.J. (2003). Biological variation of seminal parameters in healthy subjects. *Human Reproduction*, 18, 2082-2088. http://dx.doi.org/10.1093/humrep/deg430

Andolz, P. & Bielsa, M.A. (1995). *Semen humano Manual y Atlas*. Publicaciones AEFA (1ª Edición - Julio 1995).

ASA (2010). *Handbook of andrology*. The American Society of Andrology (ASA) (2ª Edición - Marzo 2010).

Boomsma, C.M., Heineman, M.J., Cohlen, B.J., & Farquhar, C. (2007). Técnicas de preparación de semen para la inseminación intrauterina (Revisión Cochrane traducida). Biblioteca Cochrane Plus, 4.

Carlsen, E., Jorgen, H.P., Andersson, A.M., & Niels, E.S. (2004). Effects of ejaculatory frequency and season on variations in semen quality. *Fertil Steril*, 82, 358-366. http://dx.doi.org/10.1016/j.fertnstert.2004.01.039

Carreras, A., Ramirez, J.P., & Mendoza, C. (1992). Sperm plasma membrane integrity measurement: A combined method. *Andrología*, 24, 335-340. http://dx.doi.org/10.1111/j.1439-0272.1992.tb02665.x

Collins, J.A., Burrows, E.A., Yeo, J., & YoungLai, E.V. (1992). Frequency and predictive value of antisperm antibodies among infertile couples. *Human Reproduction,* 8(4), 592-598.

De Jonge, C., LaFramboise, M., Bosmans, E., Ombelet, W., Cox, A., & Nijs, M. (2004). Influence of the abstinence period on human sperm quality. *Fertil Steril,* 82, 57-65. http://dx.doi.org/10.1016/j.fertnstert.2004.03.014

Deneux-Tharaux, C., Kahn, E., Nazerali, H., & Sokal, D.C. (2004). Pregnancy rates after vasectomy: a survey of US urologists. *Contraception* 69, 401-406. http://dx.doi.org/10.1016/j.contraception.2003.12.009

ESHRE (Junio 2002). *Manual de Análisis Básico de Semen*. ESHRE Monografías.

Eyendran, R., Van der Ven, H., Perez-Pelaes, M., Crabo, B., & Zaneveld, L. (1984). Development of an assay to asses the functional integrity of the human sperm membrane and its relationship to other semen characteristics. *J. Reprod. Fertil,* 70, 219-228. http://dx.doi.org/10.1530/jrf.0.0700219

Ley 14/2006 (Mayo 2006). Técnicas de Reproducción Humana Asistida. BOE núm. 126 de 27 de mayo de 2006.

Menkveld, R., Stander, F.S., Kotze, T.J., Kruger, T.F., & van Zyl, J.A. (1990). The evaluation of morphological characteristics of human spermatozoa according to stricter criteria. *Hum Reprod,* 5, 586-592.

Pagés, G., & Aller, J. (2006). *Infertilidad, fisiología, diagnóstico y tratamiento*. FUNDAFER (1ª Edición - Mayo 2006).

Poirot, C., & Cherruau, B. (2005). *Infertilidad masculina. Aspectos clínicos e investigaciones biológicas.* Laboratorio y Clínica. Cuadernos de formación AEFA.

Real Decreto 1301/2006 (Noviembre 2006). Establecimiento de las normas de calidad y seguridad para la donación, la obtención, la evaluación, el procesamiento, la preservación, el almacenamiento y la distribución de células y tejidos humanos. BOE núm. 270 de 11 de Noviembre de 2006.

Ruiz, A., & Gutiérrez, A. (2011). Capacitación espermática. *Ed Cont Lab Clin,* 15, 11-21.

SEQC. (2006). Recomendaciones en la fase preanalítica para el análisis del semen. *Química Clínica*, 25(5), 416-418.

SEQC. (2007). Recomendaciones en el estudio del semen posvasectomía y vasovasostomía. *Química Clínica*, 26(2), 73-76.

SEQC. (2009). *Técnicas para la preparación de semen en reproducción asistida*. Documentos de la SEQC.

SEQC. (2011). *Técnicas de criopreservación seminal*. Documentos de la SEQC.

Toro-Montoya, Al. (2009). Espermiograma. *Medicina & Laboratorio*, 15, 145-169.

Vásquez, F., & Vásquez Echeverri, D. (2007). El espermiograma y su utilidad clínica. *Salud Uninorte. Barranquilla (Col.)* 23(2), 220-230.

WHO (2009). World Health Organization reference values for human semen characteristics. *Human Reproduction Update*, 00(0), 1-15.

WHO (2010). *WHO laboratory manual for the examination and processing of human semen* (5th Ed.).

Páginas webs recomendadas

http://www.udel.edu/biology/Wags/histopage/illuspage/imr/malereproductivesystemppt.htm
http://www.genomasur.com/BCH/BCH_libro/capitulo_17.htm
http://www.uaz.edu.mx/histo/TortorAna/ch28/ch28_VldzD.htm

http://nuevo.sefertilidad.com/socios-profesionales.php
http://www.ceiferformacion.com/
http://www.micropticsl.com/esp/productos/analisis_esperma_sca.html

Sobre los autores del libro

Mª José López García

Doctora en Farmacia
Facultativa especialista en Análisis Clínicos
Agencia Sanitaria Alto Guadalquivir
lopezmjose.68@gmail.com

Aurora Urbano Felices

Técnico Especialista de Laboratorio
Hospital Infanta Margarita. Cabra
Servicio Andaluz de Salud
felices70@hotmail.com

Marta Cárdenas Povedano

Técnico Especialista de Laboratorio
Hospital de Montilla
Agencia Sanitaria Alto Guadalquivir
martacar22@gmail.com

Sobre los revisores del libro

Javier Mª Gutiérrez Romero

Licenciado en Farmacia.
Facultativo especialista en Análisis Clínicos.
Responsable de reproducción asistida de la UGC Laboratorios Clínicos.
Hospital Universitario Puerta del Mar. Cádiz.
javier.gutierrez.sspa@juntadeandalucia.es

Iratxe López Pelayo

Licenciado en Farmacia.
Facultativo especialista en Análisis Clínicos.
UGC Laboratorios.
Hospital Universitario Puerta del Mar. Cádiz.
iratxelp@yahoo.es

www.ingramcontent.com/pod-product-compliance
Lightning Source LLC
Chambersburg PA
CBHW062027210326
41519CB00060B/7196